약리학 문제집

KB161932

국가 시험 예상 문제집

핵심이론 요점정리
중요도, 빈출에 따른 문제 해설
문제를 풀어 공부
문제를 완벽하게 마스터

Contents

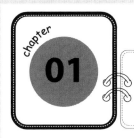

총론

01 약동학(Pharmacokinetics)

약물이 어떻게 세포내로 흡수 및 분포되어지고 작용부위에 도달하여 배설되는가를 연구하는 것으로 약효가 나타나는 기전은 작용부위에서의 약물분자 크기 및 형태, 흡수부위에서의 용해도, 산성도, 이온화 정도, 수용성과 지용성 등에 의해 달라진다.

1) 세포막의 영향

약물이 작용하는 세포막은 단백질과 지질의 모자이크 구조로 친수성 및 소수성의 통로 역할을 하고 있으며 대부분의 약물은 막에 용해되어 농도경사에 의해 세포막을 통과하는데 이때 농도경사의 크기와 지용성 등의 영향을 받게 된다. 지용성이 크면 막에서의 약물농도가 높아 약물의 확산속도가 빨라진다.

2) 산성도의 영향

대부분의 약물은 약산이거나 약염기이며 용액내에서는 이온과 비이온상태로 존재한다. 이온형 약물과 비이온형 약물의 분배 비율은 pH에 따라 달라지는데 대체적으로 위액같은 강산에서는 0.001 : 1, 혈장과 같은 약염기에서는 1,000 : 1 정도가 된다.

3) 흡수속도에 영향을 주는 요인

약리학적인 요인, 약물의 조직에 대한 용해도의 영향 이외에도 여러 가지가 흡수속도에 영향을 미치는데 그중 중요한 요인은 약물의 농도, 용해도, pH, 흡수부위의 순환 정도, 약물의 흡수면적 등이다.

4) 투여방법

약물의 투여방법에 따라 흡수정도와 효과가 달라지며 방법에 따라 장점과 단점이 있다. 가장 흔한 방법이 입(경구)투여이며 비경구투여는 많은 장점이 있고 응급환자 처치 시 가장 좋은 방법이기도 하다.

(1) 입(경구 oral) 투여

약물 투여방법 중 가장 편하고 안전하며 경제적인 방법으로 위장관에서의 흡수는 흡수면적, 흡수부위의 혈류량, 약물의 물리적 상태, 흡수부위의 농도에 영향을 받는다. 약물이 거의 소화기관에서 흡수되며 소화관 점막을 통해 문맥으로 들어가며 소화효소간의 효소, 창자(장)내 세균 등에 의해 약물이 변화될 수 있다. 간장에서 약물이 대사되는 것을 초회 통과 효과라고 한다.

(2) 혀밑(설하 sublingual) 투여

입안(구강)점막을 통해 투여하는 방법으로 입안(구강)내 투여라고도 하며 흡수면적은 좁다. 협심증의 급성 발작 시 응급구조사가 가장 많이 이용하는 것은 nitroglycerin 투여로 비이온성이고 지용성이 높기 때문에 혀밑에 놓아주어 소량으로 치료효과를 얻을 수 있다. 혀밑(설하) 투여는 간장을 통과하지 않으므로 초회 통과 효과를 받지 않고 사용 후 곧장 심장에 작용한다.

(3) 곧창자(직장 rectal) 투여

소아나 구토환자, 의식이 없는 환자에게 실시하는 방법으로 응급구조사가 사용하는 대표적인 것으로는 소아의 해열제 좌약이 있다. 곧창자(직장)점막으로 흡수된 약물의 일부는 간장을 지나가지만 일부는 문맥으로 들어가지 않고 직접 대정맥에서 대순환으로 들어간다. 또한 위 점막장애의 부작용이 적으므로 비스테로이드계 소염진통제나 해열제 등을 좌약으로 많이 사용한다.

(4) 비경구(parenteral) 투여

혈관, 피부밑(피하), 근육, 수막강내, 배안(복강)내 등의 투여로 피부밑(피하)조직이나 근육으로의 투여 시는 확산에 의해 흡수되며 동맥내의 직접투여를 제외한 전신순환에 들어간 약물은 신체 각 부위로 분포되기 전에 허파(폐)에서 어느 정도 제거된다.

① 정맥내(intravenous) 주입

　약물은 수용액 상태로 몇 가지 장점과 단점이 있다.

• 장 점

　－정맥내로 투여하므로 혈중 농도를 정확히 알 수 있다.

　－약효가 신속하다.

• 단 점

　－혈장과 조직내의 급격한 농도 상승으로 유해 반응 출현

　－주입된 약물의 회수불가능

　－정맥혈관의 파괴

　－혈구의 용혈이나 수축성 약물 투여 시 주의

• 주의사항 : 서서히 주입하며 환자의 상태와 반응을 관찰한다.

② 동맥내(intra-arterial) 주입

　특정 조직이나 기관에 국한시킬 때 많이 이용하며 응급구조사는 거의 행하지 않는 방법이다.

③ 피부밑(피하 subcutaneous) 주입

　흡수가 비교적 일정하고 서서히 일어나며 페니실린 등의 항원항체 검사나 응급구조사가 insulin 투여 시 많이 이용한다. 자극성이 있는 약물이나 주사량이 많은 경우에는 부적절하다.

④ 근육(Intramuscular) 주입

　피부밑(피하)주사보다 통증이 적으며 수용액 상태의 약물 투여 시 흡수 효과가 빠르고 일반적으로 큰볼기근(대둔근), 어깨세모근(삼각근), 외측광근(가쪽넓은근)에 많이 주입하는데 지방조직의 정도에 따라 흡수속도가 달라진다.

⑤ 수막강내(intrathecal) 주입

　척수마취나 중추신경계의 염증 시 투여하며 응급구조사는 거의 행하지 않는 방법이다.

⑥ 배안(복강 intraperitoneal)내 주입

　배안(복강)내 주입 시 간 문맥을 통해 전신으로 흡수되며 염색체 분리를 위해 박쥐의 배안(복강)에 콜히친을 투여하는 등의 동물 실험에서 많이 이용하며 인체에서는 거의 행하지 않는 방법이다.

(5) 국소 표면 도포법(topical application)

　점막, 피부, 눈 등의 국소적인 부위에 도포하는 방법으로 코점막에 항이뇨호르몬을 도포하거나 상처 등에 직접 도포하는 방법, 점안약 투여 등이 많이 이용된다.

(6) 약물 투여량 환산

ex) 환자에게 Lactate Ringer Sol. 1L bag을 2시간에 걸쳐 정맥주사하려고 한다. 정맥투여 세트는 10drop/mL이다. 분당 몇 drop을 주입해야 하는가?

10drop/mL이므로 1,000mL는 10,000drop

∴ 10,000drop/120min ≒ 83drop/min

ex) 응급구조사가 환자 체중 kg당 5mg을 투여하고자 한다. 환자의 체중은 80kg, 약물은 10mL의 용매에 500g을 함유한 앰플로 공급한다면 몇 mL의 약물을 투여해야 되는가?

{(80kg×5) / 500}×10mL = 8mL

5) 약물의 분포

약물이 조직으로 분포되어지는 양상은 침투 부위 세포의 생리적인 요인과 약물의 물리화학적 특성, 조직내로의 확산속도에 따라 달라지는데 :

• 세포막을 잘 통과하지 못하는 약물은 조직으로의 분포가 느리다.

• 지용성 약물은 세포막 통과가 용이하여 조직으로의 분포가 잘 된다.

• 태반이 약물에 대해 장벽역할을 하지는 않으나 지용성이 낮은 약물은 태반을 잘 통과하지 못한다.

• 혈류량이 많은 심장, 간, 뇌, 콩팥(신장) 등에는 흡수속도가 빠르다.

• 혈장 단백질인 albumin이나 기타 단백질과의 결합정도가 강하면 작용 부위 세포로의 침투력이 떨어지며 대사와 배설이 잘 일어나지 않는다.

• 약물의 조직에 대한 용해도에 따라 영향을 받는다.

6) 약물대사(Biotransformation)

약물대사는 대부분 간 효소에 의해서 일어나며 혈장, 콩팥(신장), 허파(폐)) 등에서도 일부 일어나는데 약물의 배설을 증가시키기도 하고 비활성화를 초래하기도 하며 약물에 따라서는 그 대사물이 약리효과를 나타내는 경우도 있고 전혀 다른 효과를 나타내어 독성으로 나타날 수도 있다. 약물의 대사물이 약리작용을 할 때 그 약 효과는 더욱 대사를 하여 변화하거나 배설되어지며 약물이 생체 내 변화에 관여하는 반응은 'phase I반응'과 'phase II 반응(포합반응 conjugation)'으로 구분할 수 있다.

• phase I반응 : 산화, 환원, 가수분해에 의해 약물을 극

성물질로 변화시키는 반응

- phase II반응(포합반응) : 약물이나 그 대사물을 acetic acid나 아미노산 같은 내인성 물질과 결합시키는 반응

7) 약물의 배설(Excretion of drugs)

⑴ 소변으로의 배설
수용성인 것은 토리(사구체) 여과와 세관(세뇨관) 분비 및 재흡수로 배설되며 이온화, 농도경사와 pH 등에 의해 배설정도가 달라진다.

⑵ 쓸개즙(담즙)과 대변으로의 배설
일반적으로 불용성인 것은 약물 대사물이 쓸개즙(담즙)과 함께 창자(장)로 이동되고 소화가 안된 물질과 함께 변으로 배설된다.

⑶ 기타에 의한 배설
땀, 침, 눈물, 젖 등에 의해 배설되며 이온화, 확산, pH의 영향을 받는다.

02 약력학(Pharmacodynamics)

1) 약물 수용체
- 일단 약물이 표적조직에 도달하게 되면 대부분의 약물은 세포 표면에 존재하는 단백질 등의 약물 수용체에 결합하여 생화학적 또는 생리학적 반응을 유도한다. 일단 약물이 수용체에 결합하여 생화학적 반응이 일어나 약효를 나타내게 되는데 이런 약물을 효능제(agonist) 또는 항진제라고 한다. 그러나 어떤 약물은 약효 없이 단지 수용체와 결합만 하여 효능제와 수용체의 결합을 방해하고 결국 효능제의 작용을 방해하는데 이러한 약물을 길항제(antagonist)라고 한다.
- 예를 들면 에피네프린(epinephrine)과 β차단제로 작용하는 프로프라놀롤(propranolol)이 있다. 에피네프린은 심장, 허파(폐), 말초혈관 등의 표적조직으로 이동하여 α와 β 아드레날린성 수용체와 결합한다. 그러나 에피네프린 양만큼의 같은 방법으로 β수용체에 결합할 수 있는 여러 가지 비활성화 약물들이 있는데 이러한 약물들을 β차단제라 한다. 이러한 약물들의 원형은 프로프라놀롤이며 이미 β차단제가 수용체에 결합되어 있다면 에피네프린은 β수용체와 결합할 수 없게 된다.

2) 치료지수(Therapeutic index)
- 원하는 반응을 얻기 위해 필요한 약물의 최소농도를 치료의 역치(therapeutic threshold) 또는 최소유효량(minimal effective concentration)이라 하는데 이러한 역치 이하의 농도는 임상적인 반응을 유도하지 않으며 반대로 약물의 농도가 높게 되면 해롭게 되거나 치명적일 수가 있다.
- 임상적으로 가장 많이 쓰는 강심배당체인 디곡신(digoxin)의 경우는 유효량과 중독량의 차이가 거의 없지만 날록손(naloxone)같은 마약성 길항제 약물은 유효량과 중독량의 차이가 대단히 크다. 전자를 낮은 치료지수를 가졌다고 하며 후자의 경우는 높은 치료지수를 가졌다고 한다.

03 약물의 작용

1) 흥분작용과 억제작용
- 생체의 기능을 높여 주는 약리작용을 흥분작용이라 하고 생체의 기능을 억제하도록 하는 약리작용을 억제작용이라 하는데 동일한 약물이라도 용량에 따라 흥분작용을 일으킬 수도 있으며 억제작용을 일으킬 수도 있다.
- 메트암페타민(methamphetamine)은 화학적으로 에페드린(ephedrine)과 아주 유사한 화합물인데 말초장기에 작용을 나타내지 않는 적은 용량으로도 현저한 중추자극 효과를 나타내어 중추신경흥분제로 쓰이며 바비탈(barbital)같은 수면제는 중추신경의 작용을 억제하는 억제제로 쓰인다.

2) 전신작용과 국소작용
- 국소나 입안(경구)투여로 간에 흡수되어 순환계를 통하여 전신에서 작용하는 것을 전신작용 또는 흡수작용이라 하고 생체의 일부에 국한되어 작용하는 경우를 국소작용이라 한다.
- 국소마취제인 리도카인(lidocaine)은 정맥내에 투여하여 항부정맥약으로 우수한 전신작용을 나타낸다.

3) 선택작용과 비선택적 작용
- 약물이 전신에 흡수되더라도 특정세포나 조직, 장기에 친화성이 높아서 중점적으로 작용하는 것을 선택작용이

라 하며 특정기관에 국한되지 않고 전신의 많은 조직과 기관에 광범위하게 작용하는 것을 비선택작용 또는 일반작용이라고 한다.

- 요오드(iodine)제는 갑상샘에 선택적으로 흡수되어 갑상샘 기능에 대해서 작용하며 디지탈리스(digitalis)는 특히 심장의 근육에 작용이 미치기 쉽다. 또 항암제는 정상세포보다는 세포분열이 심한 암세포에 잘 작용한다.

4) 주작용과 부작용

치료목적에 합당한 작용을 주작용이라 하고 효과를 바라지 않는 작용을 부작용이라 하는데 세계보건기구(WHO)의 정의에 의하면 부작용이란 예방, 진단, 치료 등을 목적으로 사람에게 상용량의 약을 사용했을 때 발현하는 유해하고 의도하지 않은 반응이라고 한다. 즉 약물의 효과 중에서 치료상 불필요한 그러나 피할 수 없는 작용을 부작용(side effects)이라고 한다. 주작용과 부작용은 사용목적에 따라 서로 바뀔 수 있으며 부작용은 다음과 같은 여러 형태로 나타날 수 있다.

- 과량 또는 장기투여에 의한 부작용
- 불내성에 의한 부작용
- 알레르기 반응에 의한 부작용
- 특이체질에 따른 부작용

5) 협동작용

두 가지 약물을 병용하여 투여했을 때 그 작용이 각 약물의 산술적 합보다 크게 나타나는 것

04 독물학(Toxicology)

생물체에 미치는 약물 및 기타 화학물질의 유해작용을 연구하는 학문으로 다루는 측면에 따라 기술독물학, 기전독물학, 규제독물학, 법독물학, 임상독물학 등이 있다.

1) 용량-반응 관계

개인에서는 계량적인 용량-반응 관계가 나타나고 집단에서는 계수적인 용량-반응 관계가 나타난다. 계수적인 용량-반응 관계에서는 용량이 증가함에 따라 집단이 화학물질에 의해 받는 영향의 비율이 증가하며 이는 약물과 화학물질의 평균치사용량(median lethal dose : LD_{50})을 결정하는 데 이용된다. 또한 약물용량을 결정할 때 약물

을 반복 투여하여 일정농도(LC_{50})에 도달하기까지 걸리는 시간은 반감기와 관계가 있고 용량과는 무관하다는 사실을 인지해야 한다.

2) 독성반응

약물의 독성빈도나 심각성은 체내의 독성화합물의 농도에 비례할 수 있으며 약리학적 독성효과는 조직속의 화학물질의 농도가 배설에 의해 낮아질 때 소실된다.

(1) 광독성과 광알레르기 반응

약물에 대한 광독성 반응은 광알레르기와는 대조적으로 면역학적 요인은 갖고 있지 않다. 피부에 국소적으로 흡수되거나 몸통(체)순환을 통해 피부에 도달된 약물들은 피부에서 광화학반응의 주체가 된다.

(2) 국소독성과 전신독성

- 국소독성은 부식성이나 자극성 물질을 섭취했을 때 세포와 독성물질이 최초로 접촉한 부위에서 나타날 수 있으며 전신독성은 독성물질이 대사과정을 거치면서 흡수될 때 나타난다.
- 국소독성 장애는 피부, 위장관, 호흡기관 등에서 잘 나타나며 전신독성 장애가 가장 흔히 나타나는 장기는 중추신경계이며 순환기 및 조혈기관, 간, 콩팥(신장), 허파(폐), 피부의 순이다.

(3) 가역적 또는 비가역적 독성효과

인체에 대한 약물의 효과는 가역적인 것이 좋다. 높은 재생력을 가진 간 조직에 손상이 왔을 때는 일반적으로 가역적이며 중추신경계의 손상은 신경세포의 분열이나 재생이 되지 않으므로 비가역적 손상을 나타낸다.

(4) 지연성독성

- 약물투여 후 상당시간이 지난 후에 독성에 대한 반응이 나타나는 것
- 크로람페니콜(chloramphenicol)은 투약중단 후 수주일 만에 재생불량성빈혈이 나타난다.

3) 알레르기(Allergy)반응

- 거의 모든 약물에서 발생할 수 있고 알레르기 반응이 나타나는 속도에 따라 즉시형 알레르기 반응과 접촉 후

수시간에서 수일 후에 나타나는 지연성 알레르기반응이
있다.
- 즉시형 알레르기반응(immediate hypersensitivity
  reactions)은 두드러기(urticaria), 혈관 부종
  (angioedema), 약물열(drug fever), 천식(asthma)
  등이 있고,
- 지연형 알레르기반응은 접촉성 피부염(contact
  dermatitis), 혈청병(serum sickness) 등이 있다.
- 테트라카인(tetracaine)에 알레르기반응이 있는 사람
  은 프로카인(procaine)에서도 알레르기를 일으킬 수
  있는 가능성이 있다.
• 또한 알레르기반응은 면역기전에 따라 Type I, Type
  II, Type III, Type IV로 구분되는데 주 매개항체, 반응,
  표적기관 등은 표 45-1과 같다.

4) 독물의 흡수방지

(1) 구토
농약류 등의 매우 위험한 독성물질이나 화학물질을 섭취
했을 때 흔히 사용되는데 구토 유발제로 주로 아이페칵
(Ipecac)시럽을 이용하며 다음의 경우는 구토를 시키지
않는 것이 원칙이다.
- 강산이나 강알카리 등의 부식성 독물을 섭취했을 때 :
  위천공이나 식도괴사의 가능이 있다.
- 의식혼미와 혼수상태 : 위 내용물이 호흡기로 흡인될
  우려가 있다.
- 중추신경계 흥분제를 섭취했을 때 : 구토에 의한 자극
  으로 경련을 일으킬 수 있다.
- 석유류 제품을 섭취했을 때 : 역류된 탄화수소류가 호

흡기로 역류하여 화학적 폐렴을 유발할 수 있다.
  - 심근경색 환자, 임신중인 자, 일산화탄소 중독자

(2) 위세척
• 흡수되지 않는 독물을 제거하기 위해 위에 관을 삽입하
  여 물이나 생리식염수로 위를 씻어내는 것으로 가능한
  독물 섭취 후 6시간 이내에 신속히 시행되어야 한다.
• 의식상태가 나쁘거나 혼수상태, 구토반사가 없는 환자에
  게 많이 이용하며 토물흡인을 예방하기 위해 기관내튜브
  (endotracheal tube)를 삽관한 후 위세척을 실시한다.

(3) 화학적 흡착
유기·무기물질이나 아스피린(aspirin), 암페타민
(amphetamine), 페노바비탈(phenobarbital), 입안(경
구)투여 약물 등을 과량 섭취했을 때 강력한 흡착제로
활성탄(activated charcoal)을 이용한다. 활성탄은 입자
표면에 비가역적으로 약물이나 화학물질을 흡착해서 흡
수 및 독성을 방지한다. 투여용량은 체중 kg당 1mg으로
여기에 4배의 물을 가하여 잘 흔든 후 먹인다.

(4) 설사촉진
휘발성 탄화수소 등을 섭취했을 때 많이 이용되며 독성
물질을 빨리 통과시켜 위장관으로의 흡수를 최소화시키
는 것으로 10% 마그네슘 설페이트(magnesium
sulfate)나 10% 소디움 설페이트(sodium sulfate)를 많
이 사용한다. 창자(장)폐색, 복부외상을 동반한 중독환자
에게는 실시하지 않으며 마그네슘 설페이트는 신부전환
자에서, 소디움 설페이트는 심부전환자에게 실시해서는
안된다.

표 45-1 알레르기반응의 4종류

Type	주 매개항체	반응	표적기관
I 아나필락시스 반응	IgE	혈관확장, 부종, 염증	위장관, 피부, 호흡기, 심혈관계 등
II 세포용해반응	IgG, IgE	용혈성빈혈, 혈소판감소성 자반, 자가면역반응	순환계, 세포, 혈관내피 등
III 항원아르튜스(arthus)반응	IgG	혈청병 Stevens-Johnson증후군	피부 등
IV 지연성과민반응	T-임파구, 거대 식세포	염증, 담쟁이덩굴에 의한 접촉성 피부염	피부 등

(5) 독물세척

피부에 강산이나 강알카리 등의 독성물질에 접촉되었을 때는 5분 이상 물로 완전히 씻는데 생석회(CaO)의 경우는 물과 반응하여 열을 발생하며, 소다회(Na_2CO_3)의 경우는 더욱 강알카리성으로 변하므로 털어주는 것이 좋다.

05 약물의 기원

약은 식물, 동물, 광물 및 합성 등 4가지 기본 자원으로부터 유래한다.

- 식물기원의 약물 : 아트로핀(atropine), 코데인(codein), 헤로인(heroin), 모르핀(morphine) 등
- 동물기원의 약물 : 인슐린(insulin), 옥시토신(oxytocin) 등
- 광물기원의 약물 : 중탄산 나트륨($NaHCO_3$), 황산마그네슘($MgSO_4$)
- 합성약물 : 리도카인(lidocaine), 브리틸리움 토시레이트(bretylium tosylate), 다이아제팜(diazepam)등

06 약물의 용기

- 바이알(Vial)
  - 유리용기 윗면은 금속으로 봉인된 고무막으로 덮여 있다.
  - 약을 쉽게 뽑기 위해 공기를 주입하는 것도 좋다.
  - 분말인 경우 증류수를 첨가하여 흔들어서 사용한다.

- 앰플(Ampule)
  - 보통 1회 용량의 용액을 담은 무균의 작은 플라스틱이나 유리 용기로 되어 있다.
  - 무색이나 담갈색 등으로 기포가 없는 유리제로 되어 있다.
  - 내용 약물은 물리적, 화학적으로 작용이 일어나지 않으며 그 성상이나 품질이 거의 변하지 않는다.

07 응급 약리학에서 상용되는 약자

약자	의미	약자	의미
a.c.	ante cibos 식사 전	IV	intravenous 정맥주사
admin.	administer 투여	OD	overdose 과량
amp	ampule 앰플	pc	post cibos 식후
bid	bis in dis 1일 2회	po	per os 입안(경구)투여
caps.	capsules 캡슐	pr	per rectus 곧창자(직장)투여
D/C	discontinue 중지	pm	pro re nata 필요시
hs	hora somni 취침시	qd	quisque diey 매일
IC	intracardiac 심내주사	qh	quisque hora 매시
IM	intramuscular 근육주사	qid	quarte in die 1일 4회
IO	intraossgeous 뼈속(골내)주사	tid	ter in die 1일 3회

0001

약물투여 시 꼭 확인해야 할 내용으로 옳은 것은?

┃보기┃

| 가. 시간 | 나. 용량 | 다. 환자 | 라. 약물 |

① 가, 나, 다 　② 가, 다 　③ 나, 라 　④ 라 　⑤ 가, 나, 다, 라

✢ 문헌 구본기 외, 임상약리학, 정문각, 2005, p.23

• 약물투여의 6가지 원칙(six rights of medication administration) : 약물, 시간, 용량, 환자, 경로, 문서화

0002

투약실수를 했을 때 취해야 할 적절한 조치로 옳은 것은?

┃보기┃

| 가. 환자의 안전을 평가한다. | 나. 의사에게 보고하고 지시에 따른다. |
| 다. 진료 기록부에 기록한다. | 라. 보호자와 상의한다. |

① 가, 나, 다 　② 가, 다 　③ 나, 라 　④ 라 　⑤ 가, 나, 다, 라

✢ 문헌 구본기 외, 임상약리학, 정문각, 2005, p.37

• 투약실수를 했을 때는 즉시 환자의 안전을 평가하고, 의사에게 보고하고 지시에 따른다. 또한 사고내용을 환자 진료기록부에 정확하게 기록하고 의료기관에서 요구하는 기타 보고서를 작성한다

0003

상품명 'Valium'의 화학명으로 옳은 것은?

① niacin 　② heparin 　③ diazepam 　④ rifampin 　⑤ amoxapine

✢ 문헌 구본기 외, 임상약리학, 정문각, 2005, p.23

• 'Valium'의 화학명은 diazepam이다.

0004

약물투여 시 사용되는 약어로 잘못된 것은?

① ac − 식전 　　　② od − 매일 　　　③ on − 매일 낮

④ po − 경구투여 　⑤ tid − 1일 3회

✢ 문헌 구본기 외, 임상약리학, 정문각, 2005, p.38

• on − 매일 밤

0005

경구투여의 장점으로 옳은 것은?

┃보기┃

| 가. 투약이 간편하다. | 나. 과용하더라도 쉽게 제거할 수 있다. |
| 다. 가격이 비교적 저렴하다. | 라. 환자가 가장 선호한다. |

① 가, 나, 다 　② 가, 다 　③ 나, 라 　④ 라 　⑤ 가, 나, 다, 라

✢ 문헌 구본기 외, 임상약리학, 정문각, 2005, p.95

• 경구투여의 장점 : 투약이 간편하다. 과용하더라도 위세척이나 구토 등으로 쉽게 제거할 수 있다. 가격이 비교적 저렴하다. 가장 흔한 투약 형태이다.

006
- 용량은 약컵의 약물이 있는 가장 낮은 점을 읽는다.
- 액체약물은 임의로 희석하지 않는다.
- 컵에 붓기 전에 흔들어 준다.
- 뚜껑은 안쪽이 위를 향하도록 놓는다.

007
- 비경구투약의 적응증
  - 구강섭취가 불가능할 때
  - 약물의 지속적인 혈중농도를 유지하기 위해
  - 약물을 빨리 투여해야 할 때
  - 약물이 위의 효소에 의해 파괴될 때
  - 간에서 약물이 불완전하게 제거될 때
  - 경구약물 형태로 조제가 불가능할 때

008
- 게이지의 숫자가 클수록 바늘이 짧으며, 구멍도 작다.

009
- 피내주사는 알레르기검사나 백신접종, 알레르기 탈감작, 사마귀제거, 피부봉합, 작은 수술 전의 국소마취제 주사 등에 사용된다.

0006

액체약물의 경구투여 과정으로 옳은 것은?

① 약컵에 약물을 부을 때 라벨이 있는 곳을 잡는다.

② 용량은 약컵의 약물이 있는 가장 높은 점을 읽는다.

③ 액체 약물은 먹기 좋게 희석한다.

④ 컵에 붓기 전에 흔들면 안된다.

⑤ 뚜껑은 안쪽이 바닥을 향하도록 놓는다.

✢ 문헌 구본기 외, 임상약리학, 정문각, 2005, p.97

0007

비경구투약의 적응증으로 옳은 것은?

보기

가. 구강섭취가 불가능할 때

나. 약물의 지속적인 혈중 농도를 유지하기 위해

다. 약물을 빨리 투여해야할 때

라. 약물이 위의 효소에 의해 파괴될 때

① 가, 나, 다　　② 가, 다　　③ 나, 라　　④ 라　　⑤ 가, 나, 다, 라

✢ 문헌 구본기 외, 임상약리학, 정문각, 2005, p.104

0008

주사기에 대한 설명으로 옳은 것은?

보기

가. 1, 3, 5, 10, 20, 50ml 등의 크기가 있다.

나. 15G보다 20G의 바늘이 더 길다.

다. 바늘의 사면이 길수록 피부를 쉽게 뚫고 들어간다.

라. 게이지의 숫자가 클수록 구멍은 크다.

① 가, 나, 다　　② 가, 다　　③ 나, 라　　④ 라　　⑤ 가, 나, 다, 라

✢ 문헌 구본기 외, 임상약리학, 정문각, 2005, p.107

0009

알레르기검사나 백신접종 등을 위한 투여로 적합한 것은?

① 피내　　② 피하　　③ 근육　　④ 정맥　　⑤ 설하

✢ 문헌 구본기 외, 임상약리학, 정문각, 2005, p.114

0010

근육주사 부위로 적합한 근육은?

┃보기┃

| 가. 삼각근 | 나. 배둔근 | 다. 대퇴직근 | 라. 외측광근 |

① 가, 나, 다　　② 가, 다　　③ 나, 라　　④ 라　　⑤ 가, 나, 다, 라

✛ 문헌 구본기 외, 임상약리학, 정문각, 2005, p.118

0011

손과 전박부위의 정맥로로 적절한 부위는?

┃보기┃

| 가. 요측피정맥 | 나. 척측피정맥 | 다. 중수정맥 | 라. 중전완정맥 |

① 가, 나, 다　　② 가, 다　　③ 나, 라　　④ 라　　⑤ 가, 나, 다, 라

✛ 문헌 구본기 외, 임상약리학, 정문각, 2005, p.122

0012

아동에서의 정맥로로 적절한 부위는?

┃보기┃

| 가. 전두정맥 | 나. 요측피정맥 | 다. 척측피정맥 | 라. 대퇴정맥 |

① 가, 나, 다　　② 가, 다　　③ 나, 라　　④ 라　　⑤ 가, 나, 다, 라

✛ 문헌 구본기 외, 임상약리학, 정문각, 2005, p.122

0013

정맥 수액 주입 시 수액 주입이 안될 경우 적절한 조치는?

① 새로운 주입을 시행한다.　　　　② 환자를 측위로 눕힌다.

③ 의사에게 보고 한다.　　　　④ 수액세트를 묶고 공기를 제거한다.

⑤ 주사바늘의 혈관벽 접촉여부를 확인한다.

✛ 문헌 구본기 외, 임상약리학, 정문각, 2005, p.131

14

• 피부나 점막을 통해 흡수되는 약물의
 양에 영향을 미치는 요인
 ─ 약물 적용부위의 넓이
 ─ 약물의 농도나 강도
 ─ 피부에 남아있는 시간

0014

피부나 점막을 통해 흡수되는 약물의 양에 영향을 미치는 요인으로 옳은 것은?

보기
가. 약물 적용 부위의 넓이	나. 약물의 농도나 강도
다. 피부에 남아있는 시간	라. 약물성분의 다양성

① 가, 나, 다   ② 가, 다   ③ 나, 라   ④ 라   ⑤ 가, 나, 다, 라

✛ 문헌 구본기 외, 임상약리학, 정문각, 2005, p.132

15

• 국소적 약물투여 방법
 ─ 투여 부위를 청결히 한다.
 ─ 투여자는 장갑을 착용한다.
 ─ 로션은 잘 흔들어 사용한다.
 ─ 이전에 투여한 약물의 잔여물은 제
  거한다.
 ─ 연고나 크림은 설압자나 면봉 막대
  로 바른다.
 ─ 흐르는 여분의 약물은 닦아낸다.

0015

국소적 약물투여를 할 때의 처치로 옳은 것은?

보기
가. 투여자는 장갑을 착용한다.	나. 로션은 잘 흔들어 사용한다.
다. 이전에 투여한 약물의 잔여물은 제거한다.	라. 크림은 면봉 막대로 바른다.

① 가, 나, 다   ② 가, 다   ③ 나, 라   ④ 라   ⑤ 가, 나, 다, 라

✛ 문헌 구본기 외, 임상약리학, 정문각, 2005, p.133

16

• 점막투여 시 흔히 투여하는 부위 : 볼
 내, 설하, 호흡기 점막, 눈, 질내, 코, 귀
 등 7군데

0016

점막투여 시 흔히 투여하는 부위로 옳은 것은?

보기
가. 볼내	나. 설하	다. 호흡기 점막	라. 눈

① 가, 나, 다   ② 가, 다   ③ 나, 라   ④ 라   ⑤ 가, 나, 다, 라

✛ 문헌 구본기 외, 임상약리학, 정문각, 2005, p.140

17

• 1gm = 1,000mg, 1L = 10dl

0017

미터법의 측정으로 옳은 것은?

보기
가. 1gm = 100mg	나. 1ml = 1cc	다. 1L = 100dl	라. 1mg = 1,000μg

① 가, 나, 다   ② 가, 다   ③ 나, 라   ④ 라   ⑤ 가, 나, 다, 라

✛ 문헌 구본기 외, 임상약리학, 정문각, 2005, p.104

0018

102°F는 섭씨 몇 ℃인가?

① 10.2℃   ② 38.9℃   ③ 74.4℃   ④ 84.4℃   ⑤ 126℃

✛ 문헌 구본기 외, 임상약리학, 정문각, 2005, p.160

0019

40℃는 화씨 몇 °F인가?

① 48°F   ② 84°F   ③ 104°F   ④ 124°F   ⑤ 140°F

✛ 문헌 구본기 외, 임상약리학, 정문각, 2005, p.160

0020

약물의 흡수에 영향을 미치는 요소로 옳은 것은?

┃보기┃

가. 약물의 용해도   나. 약물의 pH   다. 흡수표면적   라. 흡수부위

① 가, 나, 다   ② 가, 다   ③ 나, 라   ④ 라   ⑤ 가, 나, 다, 라

✛ 문헌 김세은 외, 응급약리학, 한미의학, 2003, p.25

0021

약물 흡수속도가 가장 빠른 투여경로는?

① 정맥   ② 기관   ③ 설하   ④ 근육   ⑤ 경구

✛ 문헌 김세은 외, 응급약리학, 한미의학, 2003, p.27

0022

약물 흡수속도가 가장 느린 투여경로는?

① 정맥   ② 기관   ③ 설하   ④ 근육   ⑤ 피하

✛ 문헌 김세은 외, 응급약리학, 한미의학, 2003, p.27

해설

0018~0019

- °F를 ℃로 변환하는 식 : (°F-32) × 5/9 = ℃
- ℃를 °F로 변환하는 식 : (℃ × 9/5) + 32 = °F

0020

- 약물의 흡수에 영향을 미치는 요소
  - 약물의 용해도
  - 약물의 농도
  - 약물의 pH
  - 흡수부위
  - 흡수표면적
  - 흡수부위에로의 혈액공급
  - 생체이용률

0021~0022

- 투여 경로에 따른 약물 흡수속도 비교
  - 경구, 피하 : 느림
  - 국소, 근육 : 중간
  - 설내, 설하, 직장, 기관, 흡입 : 빠름
  - 골내, 정맥, 심내 : 즉시

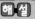

해설

0023

약물이 흡수부위에서 작용부위까지 분포되는데 미치는 영향으로 옳은 것은?

보기

| 가. 심혈관 기능 | 나. 국소적 혈류 | 다. 약물 저장소 | 라. 생리적 장벽 |

① 가, 나, 다　　② 가, 다　　③ 나, 라　　④ 라　　⑤ 가, 나, 다, 라

✢ 문헌 김세은 외, 응급약리학, 한미의학, 2003, p.27

0024

체내에 투여된 약물이 체외로 배출될 때 영향을 미치는 요소로 옳은 것은?

보기

| 가. 약물의 반감기 | 나. 약물의 축적작용 | 다. 지속시간 | 라. 최고농도 |

① 가, 나, 다　　② 가, 다　　③ 나, 라　　④ 라　　⑤ 가, 나, 다, 라

✢ 문헌 김세은 외, 응급약리학, 한미의학, 2003, p.31

0025

약물의 작용기전이다. ( )안의 A와 B의 용어로 옳은 것은?

보기

약물과 세포내 효소의 세포수준에서의 상호작용을 (A)(이)라 하고, A결과 신체에 반응이 나타나는 것을 (B)(이)라 한다.

	①	②	③	④	⑤
A	약물효과	약물작용	작용발현	약물작용	길항작용
B	약물작용	약물효과	약물작용	작용발현	축적작용

✢ 문헌 김세은 외, 응급약리학, 한미의학, 2003, p.33

0026

수용체와 결합한 효능제의 설명으로 옳은 것은?

① 축적작용을 돕는 약물　　② 반응속도를 조절하는 약물
③ 수용체의 기능을 촉진시키는 약물　　④ 작용지속시간을 유지시켜주는 약물
⑤ 약물의 반감기를 조절하는 약물

✢ 문헌 김세은 외, 응급약리학, 한미의학, 2003, p.33

해설

23
· 약물이 흡수부위에서 작용부위까지 분포되는 데 미치는 영향 : 심혈관 기능, 국소적 혈류, 약물 저장소, 생리적 장벽

24
· 체내에 투여된 약물이 체외로 배출될 때 영향을 미치는 요소
- 약물의 반감기 : 반감기(half-life)는 체내의 총 약물량이 반으로 줄어드는데 걸리는 시간
- 축적작용 : 재투여되지 않은 약물은 반감기의 5배가 지나면 거의 제거되지만, 규칙적으로 재투여된 약물은 반감기의 5배가 지나면 체내에서 일정한 총량, 즉 정상 상태에 도달하게 된다.
- 약물 지속시간 : 지속시간은 약물농도가 치료작용을 일으킬 수 있는 만큼 존재하는 시간이다.
- 최고농도 : 약물농도가 증가하여 많은 약물이 작용부위에 도달하여 치료작용이 증가되는 농도
- 클리어런스(clearance) : 신체로부터 약물이 제거되는 것으로, 낮은 클리어런스 속도를 갖는 약물은 느리게 제거된다.

25
· 인슐린을 투여할 때 기대되는 약물작용은 세포막을 통한 포도당 수송이고, 혈중 포도당 농도의 감소는 약물효과이다.

26
· 약물이 수용체에 친화성을 갖고 수용체의 기능을 촉진시킬 때 그 약물을 효능제 (agonist)라고 한다.

0027

치료계수(therapeutic index)의 설명으로 옳은 것은?

① 약물 효능의 백분율　　　　　　　　　② 치료역치의 백분율

③ 투여초기와 말기의 작용·지속시간 차이　　④ 최소유효농도와 독성농도의 차이

⑤ 최고유효농도와 최소유효농도의 차이

※ 문헌 김세은 외, 응급약리학, 한미의학, 2003, p.35

0028

약물투여자가 지켜야 할 원칙으로 옳은 것은?

| 보기 |
| 가. 환자확인 | 나. 용량 | 다. 시간 | 라. 투여경로 |

① 가, 나, 다　　② 가, 다　　③ 나, 라　　④ 라　　⑤ 가, 나, 다, 라

※ 문헌 김세은 외, 응급약리학, 한미의학, 2003, p.43

0029

비소화관경로의 약물투여 장점으로 옳은 것은?

| 보기 |
| 가. 빠른 작용발현 | 나. 무의식 때도 투여 가능 |
| 다. 흡수량 예측가능 | 라. 감염의 위험성이 적음 |

① 가, 나, 다　　② 가, 다　　③ 나, 라　　④ 라　　⑤ 가, 나, 다, 라

※ 문헌 김세은 외, 응급약리학, 한미의학, 2003, p.46

0030

정맥선이 확보되지 않은 6세 이하의 소아에게 응급약물을 투여하기에 적절한 경로는?

① 기관　　　② 설하　　　③ 심장　　　④ 골내　　　⑤ 배꼽

※ 문헌 김세은 외, 응급약리학, 한미의학, 2003, p.47

해설

27
• 유효량과 중독량 사이의 차이가 매우 적은 디지털리스와 같은 약물은 치료계수가 낮다고 하며, 날록손과 같은 약물은 차이가 크기 때문에 치료계수가 높다고 한다.

28
• 약물투여의 6원칙 : 정확한 환자확인, 의약품, 용량, 투여경로, 시간, 기록

29
• 감염의 위험성이 적은 것은 소화관 경로 약물투여의 장점이다.

30
• 골내투여는 근위경골의 전면에 주사침을 위치하여 투여한다.

핵심문제

해설

31

• 투여할 용적 = (약품의 부피 × 투여할량)/약품의 농도
즉, (2mL × 2.0mg)/10mg = 4mL/10 = 0.4mL

32

• 5g/100mL × 500mL = (2,500/100)g = 25g

33

• 덱스트란 : 인공교질액
• 5% 포도당액 : 저장성 포도당 용액
• 10% 포도당액 : 고장성 포도당 용액
• 0.45% 염화나트륨액 : 저장성 결정질액

34

• 반감기는 약물배설에 대한 지표로는 충분하지는 못하지만, 약물의 배설시간 측정, 항정상태 도달시간 결정, 약물투여 시간 간격 등을 결정하는 데 좋은 지표로 사용된다.

0031

10mg 모르핀을 함유한 바이알 2mL가 있을 때, 2.0mg을 IV로 주사하려면 몇 mL를 주사기에 취해야 하는가?

① 0.02   ② 0.2   ③ 0.04   ④ 0.4   ⑤ 1.0

✢ 문헌 김세은 외, 응급약리학, 한미의학, 2003, p.64

0032

D_5w 500mL에는 포도당이 몇 g 들어있는가?

① 5   ② 10   ③ 15   ④ 20   ⑤ 25

✢ 문헌 김세은 외, 응급약리학, 한미의학, 2003, p.64

0033

등장성 결정질액에 속하는 용액은?

① 덱스트란   ② 락테이트 링거액   ③ 5% 포도당액
④ 10% 포도당액   ⑤ 0.45% 염화나트륨액

✢ 문헌 김세은 외, 응급약리학, 한미의학, 2003, p.93

0034

약물반감기의 이용지표로 옳은 것은?

┃ 보기 ┃
가. 약물의 배설시간 측정   나. 항정상태 도달시간 결정
다. 약물투여 시간 간격 결정   라. 작용 표적기관의 인식

① 가, 나, 다   ② 가, 다   ③ 나, 라   ④ 라   ⑤ 가, 나, 다, 라

✢ 문헌 서울대학교 의과대학 약리학교실, 약리학, 고려의학, 1994, p.21

정답   31 ④   32 ⑤   33 ②   34 ①

약리학

0035

약물이 생체에 영향을 미치는 약리작용으로 옳은 것은?

┃ 보기 ┃

가. 억제작용　　　나. 국소작용　　　다. 선택작용　　　라. 부작용

① 가, 나, 다　　② 가, 다　　③ 나, 라　　④ 라　　⑤ 가, 나, 다, 라

✛ 문헌 박선섭 외, 약리학, 정문각, 2003, p.28

0036

중독은 일으키나 죽음에는 견딜 수 있는 용량은?

① 최소유효량　　② 중독량　　③ 최대유효량　　④ 치료량　　⑤ 내량

✛ 문헌 박선섭 외, 약리학, 정문각, 2003, p.31

0037

동물실험에서 50%가 사망할 수 있는 용량의 표시로 옳은 것은?

① 50LD　　② OD_{50}　　③ LD_{50}　　④ ED_{50}　　⑤ 50ED

✛ 문헌 박선섭 외, 약리학, 정문각, 2003, p.31

0038

성인의 약물 투여량을 1이라 할 때, Harnack의 환산에 의한 1세 된 소아의 투여량으로 옳은 것은?

① 1/6　　② 1/4　　③ 1/2　　④ 2/3　　⑤ 2/5

✛ 문헌 박선섭 외, 약리학, 정문각, 2003, p.33

35

• 약리작용의 종류 : 흥분과 억제작용, 직접과 간접작용, 전신과 국소작용, 일반과 선택작용, 주작용과 부작용.

36

• 트립시노겐은 엔테로키나아제에 의해 활성화되고, 활성화된 트립신은 췌자액속의 다른 효소원들을 활성화시킨다.

37

• 50% 치사량은 LD_{50}, 50% 유효량은 ED_{50}으로 표시한다.

38

• Harnack의 소아 약용량 환산

3개월 : 1/6

6개월 : 1/5

1년 : 1/4

3년 : 1/3

7.5년 : 1/2

12년 : 2/3

성인 : 1

해설

039

· Cholinesterase결핍에 의해 succinylcholine에 의한 호흡억제가 과장되어 나타난다든가 glucose-6-인산 탈수효소의 결핍에 의해 primaquine, aminopyrine, sulfa제 등에 의해 급성용혈성 빈혈이 일어나는 경우는 특이체질 때문이다.

040

· 내성이 생긴 경우는 약물을 증량하거나 바꾸어야 효과가 나타난다.

041

· 약물의존성은 습관성과 탐닉성으로 구별하며 양자를 일괄하여 약물 의존성이라고 한다.

042

· 뇌에서 약물통과를 제어하는 부분을 혈액뇌관문(blood brain barrier)이라 하며, 반대로 혈액뇌관문을 통과하기 어려운 약물은 유산, 빌리루빈산, 아미노산, 항생물질 등이다.

0039

약물에 대해 다음과 같은 특징을 보이는 체질은?

| 보기 |

· 통 사람에게서는 중독작용을 나타내지 않는 양에서 비정상적인 반응을 보인다.
· 유전적 요인에 의해 약물대사 장애가 일어나는데 기인한다.
· 약물대사에 관여하는 효소에 유·전 장애가 있는 경우가 있다.

① 과민반응   ② 특이체질   ③ 내성체질   ④ 약물의존성   ⑤ 민감성체질

✛ 문헌 박선섭 외, 약리학, 정문각, 2003, p 33

0040

약물의 반복사용에 의해 약물에 대한 감수성이 비정상적으로 저하되어 상용량으로는 효과가 나타나지 않는 성질은?

① 축적작용   ② 약물의존성   ③ 내성   ④ 상가작용   ⑤ 길항작용

✛ 문헌 박선섭 외, 약리학, 정문각, 2003, p.34

0041

어떤 종류의 약물을 반복 투약한 결과 투약의 중지가 어렵게 된 경우를 무엇이라고 하는가?

① 내성   ② 약물 의존성   ③ 상승작용   ④ 상가작용   ⑤ 길항작용

✛ 문헌 박선섭 외, 약리학, 정문각, 2003, p.34

0042

혈액뇌관문을 통과하기 쉬운 약물로 옳은 것은?

| 보기 |

가. CO_2 나. CO   다. 향정신약   라. 포도당

① 가, 나, 다   ② 가, 다   ③ 나, 라   ④ 라   ⑤ 가, 나, 다, 라

✛ 문헌 박선섭 외, 약리학, 정문각, 2003, p.39

0043

다음과 같은 특징을 갖는 주사는?

┃보기┃
- 주로 자극성이 약한 수용액을 투여한다.
- 약물은 주사부위의 모세혈관에서 흡수된다.
- 투여량은 보통 0.5~2ml이다.

① 피하주사　② 근육내주사　③ 정맥내주사　④ 동맥내주사　⑤ 지주막하강주사

✚ 문헌 박선섭 외, 약리학, 정문각, 2003, p.43

0044

다음과 같은 특징을 갖는 약물투여는?

┃보기┃
- 휘발성약물 투여 시 사용한다.
- 폐포상피에서 흡수되어 혈중으로 들어간다.
- 용량조절이 어렵다.
- 폐의 상피세포를 자극할 수 있다.

① 경구투여　② 주사　③ 흡입　④ 직장내적용　⑤ 설하투여

✚ 문헌 박선섭 외, 약리학, 정문각, 2003, p.44

0045

협심증 발작 시 nitroglycerin을 투여하고자 한다. 투여경로로 적절한 것은?

① 경구투여　② 주사　③ 흡입　④ 직장내적용　⑤ 설하투여

✚ 문헌 박선섭 외, 약리학, 정문각, 2003, p.45

0046

다음과 같은 처방전에서 밑줄 그은 (Sig.) 부분이 의미하는 뜻은?

┃보기┃
Rx 1
　Kaolin 2.0g, Tannalbin 1.0g, Bismuth subnitrate 1.0g
　lactose 1.1g/#3
　Sig. tid. p.o, p.c for 3days

① 내용　② 조제법　③ 용법　④ 용량　⑤ 부작용

✚ 문헌 박선섭 외, 약리학, 정문각, 2003, p.49

43
- 흡수는 내복보다 신속하고, 약용량은 경구투여의 1/3~1/2로서 충분하다.

44
- 기관지천식환자에게 이소프로테레놀(Isoproterenol)과 그 유도체를 흡입시키면 기관지근을 확장하고 호흡곤란을 개선한다.

45
- 니트로글리세린(nitroglycerin)은 경구투여를 하더라도 간장에서 대사되어 무효하며 오로지 설하투여로 사용한다.

46
- 용법(signature): 약품의 복용방법을 표시한다.

해설

047

- 보통 0.5~2MAC가 적당한 마취농도이다. ether(1.9%), methoxyflurane(0.16%), isoflurane(1.5%), halothane(0.75%) 등이 이 범위에 속한다.

0047

전신마취제의 폐포내 최저농도(minimum alveolar concentration, MAC)란?

① 1기압하에서 마취제에 노출된 사람의 50%가 외과적 자극에 반응이 없을 때의 폐포농도
② 1℃하에서 마취제에 노출된 사람의 50%가 외과적 자극에 반응이 없을 때의 폐포농도
③ 1기압하에서 마취제에 노출된 사람의 100%가 외과적 자극에 반응이 없을 때의 폐포농도
④ 1℃하에서 마취제에 노출된 사람의 100%가 외과적 자극에 반응이 없을 때의 폐포농도
⑤ 실온에서 마취제에 노출된 사람의 50%가 외과적 자극에 반응이 없을 때의 폐포농도

✛ 문헌 박선섭 외, 약리학, 정문각, 2003, p.59

048

- 좌약 등은 고체약물이다.

0048

약물의 제형에 따른 분류에서 고체약물로 옳은 것은?

① solutions ② suspensions ③ spirits ④ suppositories ⑤ syrups

✛ 문헌 박희진 외, EMT기초의학, 현문사, 2005, p.618

049

- io : 골내주사, po : 구강투여

0049

응급약리학에 상용되는 약자의 조합이 아닌 것은?

| 보기 |
가. bid - bis in die (1일 2회) 나. od - over dose (과량)
다. qh - quisque hora (매시) 라. io - intra oral(구강내 투여)

① 가, 나, 다 ② 가, 다 ③ 나, 라 ④ 라 ⑤ 가, 나, 다, 라

✛ 문헌 박희진 외, EMT기초의학, 현문사, 2005, p.619

050

- 각각의 약물을 단독 사용한 경우의 산술적인 합이 되는 것을 상가, 합보다 훨씬 강한 작용이 나타나는 것을 상승이라고 한다.

0050

약물의 병용 투여로 약리작용이 증강되는 것은?

① 축적작용 ② 상가작용 ③ 협동작용 ④ 길항작용 ⑤ 상승작용

✛ 문헌 박선섭 외, 약리학, 정문각, 2003, p. 36

0051

약물 투여 방법의 특징으로 옳은 것은?

보기

가. 경구적 투여는 간단하고 안전하며 감염위험성이 적다.

나. 피하주사의 흡수속도는 근육주사보다 빠르다.

다. 소화관인 설하투여는 비이온성이고 지용성일수록 빠르게 흡수된다.

라. 기관내 투여를 할 수 있는 대표적인 약물은 diazepam이다.

① 가, 나, 다　　② 가, 다　　③ 나, 라　　④ 라　　⑤ 가, 나, 다, 라

✛ 문헌 박선섭 외, 약리학, 정문각, 2003, p.43

0052

응급구조사가 환자체중 kg당 5mg을 투여하고자 한다. 환자의 체중은 80kg이고 약은 10㎖의 용매에 500g을 함유한 앰플로 공급된다면 약물 몇 ㎖를 투여해야 하는가?

① 6㎖　　② 7㎖　　③ 8㎖　　④ 10㎖　　④ 14㎖

✛ 문헌 박희진 외, EMT기초의학, 현문사, 2005, p.610

0053

등장성 결정질액으로 옳은 것은?

① 덱스트란　　② 락테이트 링거액　　③ 10% 포도당액

④ 5% 포도당액　　⑤ 헤타스타치

✛ 문헌 김세은 외, 응급약리학, 한미의학, 2003, p.81

0054

약물치료에 있어서 특별히 고려해야할 사항으로 옳은 것은?

① 성별, 신장(키), 식습관　② 성별, 혈압, 알레르기　③ 임신여부, 식습관, 혈압

④ 임신여부, 체중, 성별　⑤ 나이, 임신여부, 수유

✛ 문헌 (사) 한국응급구조학회, 현장응급처치학, 정담미디어, 2010, p.183

0055

약물학적 길항작용으로 옳은 것은?

① 중추신경 흥분제와 억제제　　② 히스타민제와 항히스타민제

③ dimercaprol 과 Hg, As　　④ 알코올과 약물

⑤ 한 약물이 다른 약물의 배설을 촉진시키는 제제

✛ 문헌 구본기 외, 임상약리학, 정문각, 2005, p.61

해설

51
- 근육은 피하조직에 비해 혈관이 풍부하기 때문에 약물의 흡수속도가 빠르다. diazepam은 IM.이나 IV.투여를 한다.

52
- {(80kg x 5)/500} x 10ml = 8ml

53
- 덱스트란 : 인공교질액
- 5% 포도당액 : 저장성 포도당액
- 10% 포도당액 : 고장성 포도당액
- 헤타스타치 : 인공교질액

54
- 임산부의 약물치료에 있어서 특별히 고려해야 할 사항은 해부학적 생리학적 기능 변화이다.

55
- 중추신경 흥분제와 억제제는 병용한 두 약물이 생리적으로 효과가 상반되어 나타나는 생리적 길항, dimercaprol과 Hg, As는 병용한 약물 사이에 화학반응이 일어나서 약리학적으로 불활성화합물로 되는 화학적 길항이다. 알코올과 약물은 상호작용 능력이 크며, 한 약물이 다른 약물의 배설을 촉진시키는 제제는 간섭작용이다.

상용약물의 작용

001 Acetaminophen(Tempra, tylenol) 해열진통제

Para-aminophenol계 진통약으로 동통 문턱(역치)를 증가시키고 시상하부의 체온조절중추를 억제시켜 aspirin을 대신할 수 있는 해열작용이 있으며 prostaglandin 합성을 억제시켜 중추신경 내에서의 통증전달을 차단시키므로 진통작용은 있으나 항염증 작용은 매우 약하다.
  - 용법 및 용량 : 1세 미만 1회 60mg, 1~4세 1회 60~120mg, 6세 이상 1회 240mg, 성인 1회 300mg을 매 4~6시간 간격으로 입안(경구)투여
  - 주의 : 아나필락시스가 올 수 있으며 졸리고 욕지기(오심), 구토, 복통, 두드러기(담마진),혈관부종 등이 있을 수 있다.

002 Activated charcoal 분말형 흡착제, 최토제

나무, 코코넛 등의 유기물질을 900℃정도로 가열하여 분해 증류시킨 후 증기, 이산화탄소, 강산 등의 활성제로 고온 처리하여 만들어지는 무독성이며 약리작용이 없는 물질이다. 활성탄 입자의 세공벽(walls of liquid-filled pores)에 독성 물질을 흡착시켜 해독시키는데 독극물 흡수를 50%까지 줄일 수 있다. 강력한 흡착제로 대부분의 유기, 무기물 흡착에 효과적이고 황산마그네슘이나 황산나트륨 등의 설사촉진제와 혼합액으로 사용해도 좋다. 특히 위세척 30분전이나 위세척액이 깨끗하게 나온 후에 즉시 활성탄을 투여하면 위세척의 효과를 2배로 높일 수 있다.
  - 용법 및 용량 : 체중 kg당 1gm으로 4배의 물을 가하여 잘 흔든 후 먹이거나 위세척 튜브를 통해 투여한다.
  - 주의 : Ipecac syrup과 함께 사용하면 syrup의 구토작용이 방해되므로 같이 쓰지 않는다.

003 Adenosine(Adenocard) 항부정맥제

[의사 지시로 1급 응급구조사가 투여할 수 있는 약물]
체세포에 존재하는 천연물질로 방실결절(atrioventricular node)을 통한 방실전도를 느리게 하여 발작성 심실위빠른맥(심실상성 빈맥)을 효과적으로 종식시킨다. 반감기가 5초 정도로 짧고 작용발현이 빠르므로 발작성 심실위빠른맥(심실상성 빈맥)을 정상적 굴성리듬(동성 리듬)으로 전환시키는데 효과적이다. 발작성 심실빠른맥증 말기에 유효하고 작용기전은 K⁺을 활성화시켜 세포외로 방출시킴으로써 과분극을 일으켜 S-A node의 탈분극을 감소시킨다.
  - 용법 및 용량 : 초회량은 1~2초에 걸쳐 6mg을 빠른 정맥내 농축괴(bolus)로 투여하고 투여 후 즉시 식염수 관류(saline flush)를 행해야 한다. 만일 초회량이 1~2분 이내에 발작성 심실위빠른맥(심실상성 빈맥)의 전환을 가져오지 못하면 12mg을 빠른 bolus로 투여하는 데 필요시 2회 반복 가능하나 12mg 이상의 용량을 투여해서는 안된다.
  - 주의 : 2, 3도의 심장 차단, 심한 동성 증상을 보이는 환자나 이 약물에 대해 과민성이 있는 환자에게는 금기이다. 안면 홍조, 두통, 짧은 호흡, 호흡곤란, 가슴통증(흉통), 현기증을 유발할 수 있다.

004 Albuterol(Ventolin) 교감신경 효능약

최소의 부작용을 가지며 β_2아드레날린성 수용체에 선택적인 교감신경 효능약으로 신속한 혈관이완을 일으키고 약 5시간의 작용시간을 갖는다. 기관지천식, 만성기관지염, 기관지구축(경축)에 효과가 있으나 심계항진, 고혈압, 불안, 현기증, 두통, 진전, 부정맥, 가슴통증(흉통), 욕지기(오심), 구토 등의 부작용을 유발할 수 있다.
  - 용법 및 용량 : 계량흡입기(metered-dose inhaler)나 소형 분무기(nebulizer)로 투여할 수 있는데 계량

흡입기를 사용할 때는 2회 분무하고 소형 분무기를 사용할 때는 성인의 경우 2.5mg을 투여한다.
- 주의 : 심혈관계 질환이나 고혈압이 있는 환자는 주의하고 치료전후의 허파음(폐음)을 청진 한다. 천식치료 시는 저산소증을 교정하기위해 100% 고농도 산소를 공급한다.

5 Alcohol 중추신경 억제제

- alcohol은 항이뇨호르몬의 유리를 억제하는 약물이지만 치료제보다는 독물학적 의의가 더 크다. 중추신경의 고위중추를 억제하여 무억제성 행동을 유발하고 피부 혈관 확장작용도 일어난다. 장기간 음주를 하면 에타놀(ethanol)의 대사능력이 커지지만 수주 동안의 금주 후에는 다시 감소한다. 일부 알코올중독자(alcoholist)는 혈중 알코올농도가 200mg/dL이상일지라도 어려운 일을 잘 수행할 수 있으나 alcohol도 바르비투르산염(barbiturates)의 경우와 마찬가지로 치사량의 뚜렷한 증가는 없으나 만성 알코올중독 상태에서도 호흡곤란을 동반하는 심한 급성중독이 언제라도 발생할 수 있다.
- 섭취된 alcohol의 80~90%는 30분 이내에 위에서 20%, 나머지는 작은창자(소장)에서 신속히 흡수되어 전신의 체액으로 분포되고 5~10% 정도는 허파(폐)와 뇨를 통해 변화되지 않은 채 배설되며 나머지는 다음과 같은 생화학적 대사경로를 통해 주로 간에서 CO_2와 H_2O로 대사된다.
- 만성적 알코올 섭취(알코올 남용)의 의학적 영향은 다음과 같다.
  - 신경학적 영향 : 적당량의 알코올 섭취는 불안과 긴장을 감소시켜 주고 편안함과 자신감을 갖게 하지만 과량 섭취시는 판단력 장애, 반사지연, 운동부조화, 졸림, 혼미, 혼수상태로 진행된다.
  - 영양결핍 : 알코올 의존형은 식사량 감소와 흡수장애로 Vit과 미네랄의 결핍을 초래한다.
  - 베르니케-코르사코프(wernicke-korsakoff) 증후군 : 치아민(thiamine)의 창자(장)내 흡수와 대사감소로 발생하며 중추와 말초신경기능을 와해시킴으로써 뇌와 신경계에 영향을 미친다. 운동실조, 안구변화, 언어와 보행장애, 반사장애, 혼미, 혼수, 냉담, 기억력장애, 역

행성 기억상실, 치매 등이 발생한다.
  - 수액 및 전해질 불균형 : 항이뇨 호르몬의 분비 억제로 인해 소변량의 증가로 탈수와 전해질 불균형을 일으킨다.
  - 위장관 질환 : 위염이나 식도파열과 정맥류 출혈 등에 의한 위장관 출혈, 염증과 괴사를 동반한 간세포의 만성적인 손상으로 인한 간경화, 이자(췌장) 전효소의 활성화와 이자관(췌관) 폐색에 의한 급만성 이자(췌장)염 등을 일으킨다.
  - 심장 및 뼈대근(골격근) 이상 : 세포부종, 지방과립의 생성, 과도한 세포내 글리코겐의 축적, 변형된 근질세망과 사립체(미토콘드리아)등에 의해 병리학적 변화가 발생한다. 특히 뼈대근(골격근)은 근력 약화와 근육질 소모가 발생한다.
  - 면역억제 : 골수에서의 백혈구 생성을 억제시켜 면역계의 기능을 떨어드린다.
- alcohol 금단증후군
  - 경증반응 : alcohol섭취를 줄이거나 끊은 뒤 6~8시간 후부터 시작되어 24~36시간 내에 최고에 달하며 10~14일간 지속된다. 발작, 안면홍조, 식욕결핍, 욕지기(오심)와 구토, 불면증 등의 증세가 나타난다.
  - 환각 : 금주 24~36시간 후에 나타나며 지각이상이 흔하고 환청, 환시, 흥분, 공포, 공황 상태에 빠진다.
  - 알코올금단성 경련 : 금주 7~48시간 후에 나타나고 짧은 대발작을 한다.
  - 진전섬망 : 가장 중증으로서 금주 72~96시간 후에 나타나고 정신운동장애, 언어 장애, 자율신경 기능항진, 지남력 상실, 망상, 환각, 떨림(진전), 안절부절, 불면증 등의 증세를 보이고 보름 정도 지연된다.
- 일반적으로 지방족 alcohol은 살균작용을 하며 그 효력은 대체로 지방 용해도에 비례한다.
- Ethanol은 비교적 약한 항균작용을 가지지만 적당한 농도를 사용하면 모든 병원균이 단백질을 침전시켜 살균효과를 나타낸다.
- 70% Ethanol은 피부가 건조하지 않은 경우에 도포하면 2분 이내에 약 90%의 피부 박테리아를 살균시킨다.
- Isopropyl alcohol은 70% 이상 농도에서 살균작용을 나타내며 다른 살균제의 부형제로 첨가 함으로써 효과가 증대된다.

006 Alprazolam(xanax) 신경안정제

불안증의 치료 및 단기완화 요법, 신경성 우울증, 우울증을 수반한 불안증 등에 널리 쓰이고 진정이나 수면 유도 목적으로도 투여된다.

- 용법 및 용량 : 통상 0.25~0.5mg을 개시 용량으로 1일 3회 투여하고 필요에 따라 1일 4mg까지 증량하여 분할 투여할 수 있다.
- 주의 : 현기증, 졸림, 혼돈, 변비, 입(구강)건조, 귀울림(이명) 등의 부작용이 있으므로 사용상 주의하고 특히 노인, 간질환, 콩팥(신장) 질환자 등에게는 주의하여 투여한다. 투여를 갑자기 중단하면 금단증상이 나타날 수 있으므로 용량을 점진적으로 감량한다.

007 Aminophylline(Somophyline) 진정제

- Xanthine계 약물로 교감신경흥분제에 의한 효과가 없을 때 때때로 기관지확장제로써 사용한다. 관상동맥의 혈류 증가와 중추신경계를 흥분시키며 콩팥(신장)에 직접 작용하여 이뇨작용을 하고 RNA나 DNA내의 -O-P-O 결합을 가수분해하는 효소인 포스포디에스테라제(phosphodiesterase)를 차단함으로써 호흡기계의 민무늬근(평활근)을 이완시킨다.
- 주요 용도는 기관지천식 등이며 이외에 울혈성 심부전, 폐부종, 관상혈관장애, 체인-스톡스호흡(Cheyne-Stokes breathing)시 투여한다. 뇌의 호흡중추를 자극하며, 특히 무호흡상태에 있는 유아의 치료에 유용하다.
- 용법 및 용량 : 성인의 급성 천식 발작 시 1회 250mg을 1일 1~2회 생리식염수나 당에 희석하여 5~10분 동안 서서히 I.V하고 소아의 급성 천식 발작 시는 5mg/kg을 유지하여 투여한다. 투여간격은 8시간 이상으로 한다.
- 주의 : 치료용량(500mg)을 급히 I.V하면 심부정맥을 유발하여 급사할 수 있다. 심한 고혈압이나 위궤양 환자는 주의하고 소아에게는 중추신경계를 자극하므로 주의한다. 부작용으로 담마진, 욕지기(오심), 구토, 두통, 심부정맥, 상복부 동통, 설사, 의식장애, 흥분, 불면을 호소할 수 있다. 특히 저혈압, 심장부위의 통증, 심계항진 등의 심한 중독증상을 피하기 위해 20~40분 이상 동안 주시해야 한다.

008 Amiodarone 항부정맥제

심장전도근육섬유(퍼킨제섬유) 및 심실근 세포의 활동전압기간과 유효불응기를 현저히 연장시키므로, 즉 재분극을 연장시키므로 재돌입 부정맥을 차단할 수 있고 일부 베타 아드레날린(β-adrenaline) 길항작용 때문에 자동능을 감소시킬 수도 있다. 혈관의 민무늬근(평활근)을 이완시키며 입안(경구)투여 시는 흡수가 느리고 좋지 않다. 입안(경구) 투여 후 최고 혈장 농도는 5~6시간에 도달하고 조직결합이 광범위하고 간대사도 느리다.

- 용법 및 용량 : oral(200mg/정), 1일 3정씩 8~10일간 투여하고 증상에 따라 1일 4~5정으로 증량한다.
- 주의 : 반감기가 길고 치명적인 부작용이 있으므로 심전도 감시하의 입원환자에서 재발성 심실잔떨림(심실세동) 또는 지속적인 불안정 심실빠른맥 치료에만 사용한다. 환자의 10~15%에서 허파독성을 보이고 그 중 약 10%가 사망하므로 주의한다. 이 외에도 각막의 미세 침착, 피부의 광과민반응, 청색피부증 등의 부작용이 나타날 수 있다.

009 Amoxicillin 항생제

페니실린아제(penicillinase)에 의해 분해되는 반합성 penicillin으로 화학적으로나 약리학적으로 엠피실린(ampicillin)과 유사하나 엠피실린보다 위장장애가 적다. 산성 상태에서 안정하며 입안(경구)용으로 개발되었고 항균범위도 엠피실린과 동일하다. 위장관내에서 완전 신속히 흡수되고 감수성이 있는 병원균의 세포벽 복제를 방해한다. 호흡기 감염증, 비뇨생식기 감염증, 연조직 감염증 등 중증 감염증에 투여한다.

- 용법 및 용량 : 켑슐의 경우 성인 1일 750mg, 소아는 20~40mg/kg 정도 투여하거나 근주 또는 정주의 경우는 성인 1회 500~1,000mg을 1일 3회, 소아 1일 50mg/kg을 3회 분할 투여한다.
- 주의 : 두통, 욕지기(오심), 구토, 설사, 복부동통, 단백뇨, 소변감소증(핍뇨), 토리콩팥염(사구체신염), 빈, 등의 부작용이 우려되므로 페니실린계 과민증 환자나 콩팥(신)질환, 임부, 신생아, 유아, 알레르기를 일으키기 쉬운 환자는 주의한다.

10 Amphetamine 정신흥분제

에페드린(ephedrine)과 화학구조나 약리작용이 비슷하고 교감신경 작용보다 중추흥분작용이 강하며 향정신성 의약품관리법에 의해 사용이 엄격히 제한되고 있다. 강력한 대뇌 흥분제로 감각의 예민, 각성, 다변, 정신운동이 활발해진다. 다량에서는 억제된 호흡중추를 흥분시키며 습관성이 있고 과량 투여 시 불면, 심부정맥, 조광상태, 환각, 이상 고열, 경련, 사망을 초래할 수 있다. 각성제, 완화한 정신우울증에 사용하고 섭식중추에 작용하여 식욕을 감퇴시키므로 비만증 치료에도 사용한다. 입안(경구)투여 시 수축기 혈압과 이완기 혈압을 모두 상승시키며 방광 조임근(괄약근)에 대한 수축작용이 현저하여 유뇨증(야뇨증 enuresis)이나 소변찔끔증(요실금 incontinence) 치료에 사용된다. 장기간의 수면부족으로 작업수행능력이 저하되었을 때 주의력의 산만빈도를 감소시켜 지속적인 주의력을 필요로 하는 업무수행 능력을 향상시킨다.

- 용법 및 용량 : 특이체질인 경우에 2mg 정도를 투여하여도 중독증상을 보이나 15mg이하의 양으로 중독증상이 나타나는 경우는 드물다.
- 주의 : 수축기 혈압과 이완기 혈압을 모두 상승시키므로 가장 우려해야하는 점은 혈압상승이다. 정신질환 환자에서는 정신착란, 공격성향, 성욕증대, 공황상태, 자살이나 타살의 성향이 나타나므로 주의하여 관찰하여야 한다.

11 Amrinone 강심배당체, 포스포디에스테라제 억제제

작용 발현이 빠른 변력성 약물이며 포스포디에스테라제(phosphodiesterase) 억제제로서 아드레날린성 수용체에는 작용하지 않는다. 심근수축력과 단축속도를 증가시키며 혈관 및 기관 민무늬근(평활근)을 이완시킨다. 정맥주사 시 작용이 즉각적으로 심장박출량을 증가시키며 입안(경구)투여 시 최고효과가 1~3시간에 나타난다. 디지털리스(digitalis) 투여 중인 심부전환자에게 투여하면 심장계수 및 심박출량을 신속히 증가시키며 좌심실 확장기말압, 쐐기압(wedge pressure) 및 전신혈관 저항을 감소시키고 동박동수와 전신동맥압에는 적은 변화를 일으킨다. 미국에서는 digitalis, 이뇨제 또는 혈관확장제에 반응이 없는 울혈성 심부전의 단기간 치료용으로 사용되고 있다.

- 용법 및 용량 : 0.75mg/kg을 2~3분간에 걸쳐 투여하고 이어서 분당 5~10μg/kg을 계속 주입한다. 권장 최대 1일 용량은 10mg/kg이고 정상인에서 배설 반감기는 3~4시간이나 심부전 환자에서는 약 6시간으로 길어진다.
- 주의 : 심근경색 후에 발생하는 울혈성 심부전증의 경우에는 사용될 수 없고 위장 장해, 간독성, 발열, 부정맥, 저혈압, 욕지기(오심), 구토 등을 일으킬 수 있으며 20% 정도의 환자에서 가역성인 혈소판 감소증이 나타나므로 주의한다. 또한 다른 변력성 약물처럼 혈압, 맥박 및 ECG를 지속적으로 모니터해야 한다. 이 약물을 투여하는 정맥로 안으로 퓨로세마이드(furosemide)를 투여하면 화학적 반응이 일어나 정맥 내에 침전이 생길 수 있으므로 주의한다.

12 Antihistamine 항히스타민제

히스타민(histamine) 수용체에서 히스타민의 작용을 상경적으로 억제하며 H_1과 H_2수용체 길항약으로 분류한다. 보통 항히스타민이라고 하는 것은 H_1수용체 길항약을 말하며 기관지와 위장관 민무늬근(평활근)에 대한 히스타민의 작용을 차단한다. H_1수용체 차단제는 히스타민에 의해 혈관투과성 항진, 혈관민무늬근(평활근)의 이완, 기관지민무늬근(평활근) 및 소화관 민무늬근(평활근)의 수축을 억제한다. 그러나 위산의 분비는 H_2수용체가 관여하고 있기 때문에 억제하지 않는다. 히스타민은 병태생리학적으로 염증에 깊이 관여하고 있기 때문에 H_1수용체 차단제는 두드러기(담마진) 등과 같은 알레르기성 질환인 경우에 혈관투과성 항진에 의해 일어나므로 두드러기(담마진) 등의 알레르기 치료에 이용된다. 감기로 인한 콧물분비의 항진과 기도분비의 항진에도 사용되지만 가래의 정도를 높게 하여 그 객출을 곤란하게 하므로 환자의 증상을 보고 투여하는 게 좋다. 또한 H_1수용체 차단제는 진정작용이 있으므로 배멀미 등의 예방에도 이용된다. H_2수용체와 관련이 있는 히스타민의 작용에는 위액분비와 심장기능의 항진 등이 있다. H_2수용체 차단제는 히스타민에 의한 위산 및 펩신분비의 증가를 억제할 뿐만 아니라 이들의 기초분비까지 저하시킨다. 중독시의 증상은 산동, 안면홍조, 구갈, 코(비)인두의 건조, 요저류, 발열, 빠른맥(빈맥), 고혈압, 혼미, 혼수 등을 보이며 특히 소아의 경우는 흥분, 떨림, 환각, 경련 등의 중추신경계 자극증상을 보이는 반면 성인은 중추억제, 긴장성 혼미가 흔히 나타난다.

- 용법 및 용량 : 항히스타민제의 약제가 다양하므로 용법과 용량이 다르나 6~12세의 소아에게는 성인의 1/2량을 투여하고 6세 이하의 어린이는 주의한다.
- 주의 : 디펜하이드라민(diphenhydramine)의 경구치사량은 20~40mg/kg 정도이므로 투여시 주의하고 어린이는 성인에 비해 항히스타민제의 독성작용에 민감하므로 투여 시 주의한다.

13 Apomorphine hydrochloride 구토제

숨뇌(연수)에 작용하는 중추성 토제로 morphine과 염산을 함께 가열하면 물 1분자가 빠져나가면서 apomorphine이 된다. 강력한 구토제로 화학수용체 유발역[발통대(發痛帶)(chemoreceptor trigger zone)]를 자극하여 구토작용을 나타낸다. 독물 중독 시 위 내용물을 제거할 목적을 사용했으나 일반적으로 위세척에 주로 이용한다.

- 용법 및 용량 : 5mg/Amp-SC. 5~10mg을 피하 주사한다.
- 주의 : 이 약물은 호흡억제 작용이 있으므로 중추억제 약물에 의한 중독이거나 환자의 호흡이 느린 경우에는 사용하면 안 된다.

14 Aspirin 해열진통제

급성심근경색 같은 혈전색전증 치료에 유효하며 시럽, 과립, 정제, 좌약 등의 여러 형태로 수십 종이 생산되는데 낮은 농도에서 효소에 의한 프로스타그란딘(prostaglandin)합성을 억제함으로써 중추신경계 내에서 통증의 전달을 방해한다. 시상하부의 체온조절 중추를 억제시켜 해열작용을 하며 소염, 혈소판 기능 억제제로도 작용한다. 저용량으로 잘 반응하는 효과적인 항혈소판 약물로 심근경색 후 재발방지, 뇌혈관 허혈예방과 발작의 발생을 감소시킨다. 류마티스관절, 류마티스열, 강직성 척추염, 수술 후 동통, 치통, 허리통증 등의 통증에 투여하는데 과량 투여 시 졸음, 현기증, 혼돈, 욕지기(오심), 구토, 환각, 귀울림(이명), 두드러기(담마진), 천명 등의 부작용을 보일 수 있다. 급성 섭취 시에는 얼마 지나지 않아 구토가 발생하고 과호흡, 귀울림(이명), 기면이 초래될 수 있다.

- 용법 및 용량 : 성인은 1회 0.5~1.5g, 1일 1~4.5g 투여하고 소아는 1회 0.1~0.3g, 1일 0.2~0.9g을 투여한다.
- 주의 : 1세 미만의 유아에게 투여하는 것은 삼가고 살리실산염(salicylate)류 약물 과민증이 있는 환자, 급성궤양과 천식이 있는 환자는 주의한다. 성인용과 소아용의 아스피린 함유량이 7배 정도 차이가 있는 것도 있으므로 소아가 성인용을 복용하면 위험할 수 있으며 성인은 20g이상, 소아는 1.5g이상을 섭취하면 매우 위험하다. Aspirin과 제산제의 동시 투여는 흡수를 저해함으로써 혈중 약물의 농도를 감소시킬 수 있다.

15 Atenolol 항부정맥제, 항고혈압제

혈관 민무늬근(평활근)내에서 β_1-아드레날린 수용체 차단제로 작용하며 부분적 효능제 효과는 거의 없고 약한 막안정성을 갖는다. 방실결절의 전도를 느리게 하고 심박동수를 감소시키며 심근층에서의 산소소모량을 감소시킨다. 입(경구)투여 시 불완전하게 흡수되어 대부분 요중에 변하지 않고 그대로 배설되며 항고 혈압 효과는 상당히 오랫동안 지속되므로 하루에 한번 투여한다. 과투여 시 불면, 현기증, 환상, 우울, 발기부전, 발진, 이상한 몽상, 허혈성 큰창자염(대장염), 기관지경련 등을 일으킬 수 있다.

- 용법 및 용량 : 고혈압시에는 1일 1회 50mg을 단독 또는 이뇨제와 병용 투여하고 협심증을 보일 때는 1일 100mg을 1~2회 분복 투여한다. 1일 최대용량은 100mg.
- 주의 : 과투여 시 피로와 우울증상을 보이므로 주의하고 협심증 환자에서의 갑작스런 투여중지는 심근경색과 심실성부정맥을 야기 시킬 수 있다. 당뇨병 환자에서는 저혈당 상태가 연장될 수 있으며 과도한 느린맥(서맥)을 피하기 위해서는 정맥 투여 시 천천히 또는 atropin과 함께 투여한다.

16 Atropine 부교감신경 차단제

[의사 지시 없이 1급 응급구조사가 직접 투여할 수 있는 약물]
- 가지과 식물인 아트로파 벨라돈나(Atropa belladonna)의 뿌리, 종자, 잎 등에 함유된 알카로이드(alkaloid)로 부교감신경 말단과 중추신경계에 대한 작용이 있다. 말초작용으로는 부교감신경 지배기관의 수용체 중 무스카린(muscarine)성 수용체에서 아세틸콜린(Ach)과 상경적으로 길항하는 것이 주작용이다. 그러므로 버섯의 무스카린에 의한 중독을 효과적으로 차단시킨다. 특이성이 매우 높고 뼈대근(골격근)과 신경절에서는 거의 길항하지 않는다. 휘발성 흡입마취제, 특히 에테르(ether)의 자극에 의한 침(타액)분비, 상기도 분비물의 증가를 억제하며 한선, 침샘(타액선), 눈물샘(누선), 위액, 이자액(췌액) 등의 분비를 억제하여 구갈증이 생기기도 한다. 또한 동공 조임근(괄약근)을 이완시켜 산동을 일으키며 안압을 상승시키며 기관지 근육에 대해서는 이완작용을 나타내어 천식증에 사용된다.
- 중추신경계의 작용은 대량인 경우에 일어나며 환각, 착란, 섬망을 일으키고 혼수상태에 빠지면 호흡마비로 사망한다. 눈에 대해서는 0.5~1%의 아트로핀용액을 점안하면 눈동자가 커지고(mydriasis) 명암조절(accommodation)이 마비된다. 심각한 느린맥(서맥) 발생에서는 심박동수를 증가시키고 유기인제 중독의 해독제로도 사용된다. 비교적 안전한 약이지만 대량 사용시는 시각장애, 빠른맥(빈맥), 두통, 현기증, 불안, 발기부전, 변비, 정신병, 마비성 창자폐색 복부팽만, 두드러기(담마진), 조홍, 느린맥(서맥), 녹내장, 협심증, 구갈증, 변비, 배뇨곤란 등이 올 수 있다.
  - 용법 및 용량 : 성인 1회 0.5mg을 피부밑(피하), 근주 또는 정주하고 경증시는 0.5~1mg을 피부밑(피하)주사한다. 중등도증에는 1~2mg을 피부밑(피하), 근주 또는 정주하고 필요시에는 20~30분 간격으로 반복한다. 중증시는 1회 2~4mg을 정주하고 필요에 따라 반복투여한다.

[Atropine 효과]
- * 0.5mg : 발한억제
- * 1.0mg : 경한 동공확대
- * 2.0mg : 심계항진
- * 5.0mg : 언어장애

  - 주의 : 녹내장, 홍채와 각막 사이에 협우각을 가진 환자는 주의하고, 특히 유아가 고열이 있을 때는 주의한다.

17 Barbiturates 진정수면제

모든 뇌세포의 활성을 억제하여 수면, 마취, 항경련, 진통작용이 있는데 중추신경계에 대해 가벼운 진정에서 혼수까지 광범위한 억제 작용을 나타낸다. 흡입마취제와는 달리 의식소실이 없는 상태에서는 진통작용은 거의 없는데 다른 진통제의 작용을 증강하는 성질이 있다. 바르비튜레이트(barbiturate) 수면제는 그 임상적 응용에 따라 잠드는 것을 좋게 하는 최면제, 밤에 깨지 않게 하는 숙면제, 정신과 영역에서 지속수면요법으로 사용하는 지속수면제로 분류할 수 있다. 수면제로서 사용할 때 벤조디아제핀(Benzodiazepine)과 달리 약물 의존성이 나타나는 단점이 있다. 바르비투르산(barbituric acid) 유도체로 펜토바비탈(pentobarbital)과 세코바비탈(secobarbital) 등이 있는데 pentobarbital은 장시간형 barbiturate로 사이뇌 그물체(망상체)에 작용하여 진정, 최면을 나타내는 중추신경계 억제약이며 경련문턱(역치)을 증가시키므로 전간, 파상풍약물에 의한 경련억제제로 사용된다. 복용 1시간 후에 작용이 발현되며 10시간 이상 작용이 지속된다. secobarbital은 단시간형 barbiturate로 경구투여 30분 후에 작용이 나타나며 3~6시간 지속되는 탐닉성이 강한 수면제이다.
- 용법 및 용량 : pentobarbital은 진정제로 쓸 경우 30~120mg을 1일 2~3회, 수면제로 쓸 경우 100~320mg, 항경련제로 쓸 경우 1일 2~3회 50~100mg를 입(경구)투여 한다. secobarbital은 수면제로 100mg, 수술 전 200~300mg을 입안(경구)투여 한다.
- 주의 : 의존성, 금단현상이 심하므로 장기간 복용하면 숙취현상이 있을 수 있고 pentobarbital은 다른 약물과 병용 시 약물작용의 변화를 초래할 수 있으며 secobarbital은 강한 탐닉성이 있으므로 장기투여는 주의한다.

18 Benzodiazepine 수면진정 및 항불안제

benzodiazepine계 약물은 항불안제로 가장 널리 사용되며 근육이완제, 항경련제 및 수면 목적으로 사용된다. 작용 지속시간에 따라 장시간형, 중간형, 단시간으로 구분하는 데 장시간형에는 diazepam, Halazepam, Prazepam, Flurazepam 등이 있으며 중간형은 Alprazolam, Lorazepam, Oxazepam, 단시간형에는 Midazolam, Triazolam 등이 있다.

benzodiazepine계 약물은 활성대사물로 변하며 호흡기계통에 대한 작용으로 일반적으로 이용되는 용량에서는 호흡에 영향을 미치지 않으며 아편제제에 의해 발생되는 것과 같은 호흡억제는 나타나지 않는다. 또한 CO_2증가에 대한 호흡중추반응이 둔하고 마약류와 병용하면 혈중 O_2가 저하한다.

- 용법 및 용량 : 각 약물에 따라 다르다.
- 주의 : 저농도에서 인식능력이나 운동능력의 저하현상이 나타나므로 운전 등은 안 하는 것이 좋다.

19 Bretylium Tosylate(Bretylol) 항부정맥제

심장전도근육섬유(Purkinje섬유) 및 심실근 세포의 활동전압 기간과 유효불응기를 연장하며 교감신경말단에서 노르에피네피린(norepinephrine)의 방출을 억제하나 급속히 비경구투여를 하면 신경말단으로부터 노르에피네피린을 방출시켜 교감신경 자극효과가 나타나는 수가 있다. 또한 교감신경자극과 암페타민 및 간접 작용교감신경 모방제에 대한 반응을 억제하여 자세성저혈압을 일으킬 수가 있다. 브레틸리움의 1회 투여로 조직내 카터콜아민(catecholamine)의 농도를 조금밖에 감소시키지 못하나 반복 투여했을 때는 조직에서 카터콜아민이 고갈된다. 근육주사 시 거의 대부분이 대사를 하지 않은 상태로 소변으로 배설되는데 배설 반감기는 약 9시간이다.

- 용법 및 용량 : 5mg/kg의 용량으로 투여하고 부정맥이 계속 존재하면 10mg/kg의 후속 용량을 5분 간격으로 투여할 수 있다. 총용량은 30mg/kg을 넘지 말아야 한다.
- 주의 : 환자의 약 50%에서 자세성 저혈압이 일어날 수 있으므로 환자를 바로누움자세(앙와위)로 유지시

킨다. 위장관 흡수가 나쁘므로 정맥이나 근육주사를 한다.

20 Bumetanide 고효능 이뇨제

고효능(high-ceiling)이란 이 약물의 최대 이뇨작용이 다른 약제보다 훨씬 크다는 의미인데 고효능 이뇨제는 심장, 간장, 콩팥(신장) 등에서 기인되는 부종의 치료에 효과적이다. 주요 작용장소는 콩팥세관고리(Henle loop)의 가는부위(비후상행각)로 전해질 재흡수를 억제하므로 이런 약물을 루프이뇨제(loop diuretics)라고도 한다. 정맥내 주사를 하면 콩팥(신)혈류를 증가시키는데 이러한 콩팥(신)혈류역학의 변화는 토리쪽곱슬세관(근위세뇨관)에서의 수분 및 전해질 재흡수를 감소시키며 초기 이뇨반응을 증강시킬 수도 있다.

- 용법 및 용량 : 입(경구)투여가 불가능하거나 임상상황이 즉각적인 이뇨작용을 요하는 경우를 제외하고는 입(경구)투여를 한다. 난치성 부종의 치료시는 고효능 이뇨제를 다른 종류의 이뇨제, 특히 포타슘보존성 이뇨제와 함께 사용해도 된다.
- 주의 : 무뇨성 콩팥부전(anuric renal failure)환자에게는 금기이다.

21 Buscopan 부교감신경 차단제

Scopolamine의 제3급 amine기에 화학적으로 methyl기를 결합시켜 중추신경에 대한 작용은 없애고 제4급화시킨 화학물질로 주로 민무늬근육(평활근) 이완의 목적으로 사용한다.

- 용법 및 용량 : 성인 1일 3회 10~20mg을 입(경구)투여하고 10~20mg을 근주 또는 정주 한다.
- 주의 : 녹내장, 창자폐색증 환자는 금기이다.

22 Calcium chloride 전해질 보충제

• 신경, 근육, 뼈대(골격), 효소반응, 심장수축, 혈액응고 등의 기능을 유지하기 위한 양이온으로 내분비선과 외분비선의 분비활동에 영향을 미친다. 저칼슘혈증, 과마그네슘혈증, 부갑상샘 기능저하증, 신생아 테타니, 과칼륨혈증으로 인한 심장독성의 예방과 치료에 이용하며

치료하는 동안에 칼슘의 정상치(8.5~1.5g/dL)를 측정한다. 정맥주사 시 새어나면 조직괴사가 생길 수 있고 근육주사는 심한 작열감을 유발한다.

- –용법 및 용량 : 정상치 8.5~1.5g/dL를 유지시킨다.
- –주의 : 고칼슘혈증과 관련된 모든 질환과 심실잔떨림(심실세동), 콩팥돌(신결석)시는 금기이며 임부, 수유부, 어린이, 콩팥질환자나 호흡부전환자는 주의한다.
- 혈관확장을 초래하여 오히려 심한 통증을 유발할 수 있다.

23 Carbamazepine 항경련제

- 1974년에 미국에서 인정받은 삼환계 화합물로 조울증 환자, 특히 Li$^+$염에 의해 잘 치료되지 않는 환자의 조울증을 치료하고 정서를 안정시켜 주며 3차 신경통치료제로 쓰이는 약으로 페니토인(phenytoin)의 대사를 항진시키며 반대로 phenytoin에 의해서 carbamazepine의 농도가 감소된다. 현재는 소발작을 제외한 모든 형태의 간질치료, 부분발작과 강직-간대성 발작의 1차적인 약물로 이용된다. 또한 운동겉질에 있는 세포막으로의 sodium이온의 유입을 막아 신경충동을 억제하고 간장의 대사효소계를 유도한다.
  - –용법 및 용량 : 성인은 최초 1일 200~400mg을 1~2회 분복하고 최고 1일 1,200mg, 소아는 1일 100~600mg을 분복시킨다.
  - –주의 : 졸림, 현기증, 혼동, 마비, 욕지기(오심), 변비, 빈뇨, 발진 등의 부작용이 우려되므로 항우울제에 대한 과민증 환자에게는 주의하여 투여한다. 특히 고령자, 간장애환자, 콩팥(신장)장애환자, 심근경색환자에게는 주의한다.
- 자궁수축을 유발하므로 사용을 금한다.

24 Catecholamine 교감신경 효능제

교감신경 효능제란 교감신경계의 작용을 모방한다는 뜻으로 직접 교감신경계 수용체에 작용하기도 하는데 dobutamine, dopamine, epinephrine, isoproterenol, norepinephrine 등이 이에 속한다. 이들을 통틀어 catecholamine이라고 한다.

25 Chloramphenicol 항감염제

페니토인(phenytoin)의 대사를 억제하는 약물로 상당히 광범위한 항균작용을 하며 진핵세포에서 단백질 합성을 억제한다. 이 약물은 세균의 세포벽으로 쉽게 침투하여 주로 50S 리보솜에 가역적으로 결합함으로써 작용하며 펩티드 전이효소(peptidyl transferase)와 아미노산의 상호작용을 억제하여 펩티드 결합형성을 방해한다. 포유동물의 적혈구 조혈세포는 이 약물에 특히 민감하다. 과립성 결막염, 결막염(conjunctivitis), 다래끼(맥립종 hordeolum), 눈꺼풀염(안검염 blepharitis), 각막궤양(corneal ulcer), 눈물주머니염(누낭염 dacryocystitis) 등에 투여했을 때 과감작이 일어나 반점상이나 수포상의 피부발진이 일어날 수 있다. 임상적으로 장티푸스, 세균성 뇌막염, 혐기성균에 의한 감염, 리케치아(rickettsia)성 질환, 브루셀라증 등의 치료에 효과적인데 간질환이나 콩팥부전환자에게 투여하면 적혈구 생성의 저하를 초래하며 입안(경구)투여한 후 욕지기(오심), 구토, 불쾌한 미각, 설사, 샅(회음)부의 자극증상 등이 생길 수 있다. 특히 신생아의 글루쿠로나이드(glucuronide)포합을 방해하고 재생불능성 빈혈을 일으킨다.

- –용법 및 용량 : 1일 1~수회 점안 또는 입안(경구)투여가 가능하다.
- –주의 : 실온에서 빛이 차단된 곳에 보관하고 항생제 과민성 환자나 임부에게의 투여는 주의한다.

26 Chlorpromazine HCl(Thorazine) 신경이완제, 정신안정제

연접(시냅스)에서 도파민을 생성함으로써 신경전달을 차단하여 과격한 활동을 조절하여 대뇌겉질(대뇌피질), 시상하부, 둘레계통(변연계)을 억압하는 작용을 한다. 항구토, 항욕지기(항오심), 항히스타민 효과와 다른 진통제, 진정제, 전신마취제의 작용을 상승시키는 성질도 있으며 딸꾹질 치료에 사용되고 I.V한다. 또한 급만성 정신분열증, 정신병, 정신질환의 증상으로 나타나는 흥분상태 때 투여한다.

- –용법 및 용량 : 성인은 1일 30~100mg을 최고 1g까지 투여하고 정신과 영역에서는 1일 50~450mg을 분복시킨다. 주사는 근육이나 정맥을 통하는데 1회 10~50mg, 1일 최고 400mg을 투여한다.

-주의 : 후두경련, 호흡억압, 경련, 두통, 흐린 시야, 무월경, 발기부전, 빠른맥(빈맥), 심장마비, 백혈구 감소증, 피부염, 입안(구강)건조 등이 발생할 수 있으므로 심혈관 장애환자, 빠른맥(빈맥), 심부전, 간기능장애자, 황달 기왕력자 등은 주의하여 투여하고 혼수, 중추신경계 억제제의 강한 영향아래에 있는 환자나 골수기능 억제환자는 금기이다.

27 Chlorpropamide 입안(경구)용 혈당강하제

저혈당 작용을 일으키는 제1세대 sulfonylurea제제로 위장관에서 빠르게 흡수되고 작용지속시간은 다른 sulfonylurea제제인 acetohexamide나 tolazamide보다 길다. 샘(선) 조직을 자극하여 인슐린을 분비하게 하므로 이자(췌장)가 완전히 적출된 인슐린 의존성 당뇨병 환자에게는 효과가 없으며 이자(췌장)기능이 남아있는 인슐린 비의존성 당뇨병 환자에게 효과가 있다.

-용법 및 용량 : 성인 1일 100~125mg을 아침식사 전이나 후에 복용하거나 조석으로 분복하는데 1일 500mg을 초과해서는 안 된다.
-주의 : 두통, 현기증, 설사, 가슴앓이, 재생불량성 빈혈, 용혈성 빈혈, 발진, 두드러기(담마진), 습진, 저혈당증 등을 일으킬 수 있으므로 간이나 콩팥(신)기능 장애자, 부신기능 장애자, 영양 불량자, 기아상태환자, 근육운동이 심한 자 등은 주의한다. 또한 발열, 감염, 괴저를 합병증으로 하는 당뇨병환자, 설사나 구토 등 심한 위장장애 환자, 임부, 가임부, 중증산독증이 있는 자, 유년성 당뇨병환자, 당뇨성 혼수자 등은 금기이다.

28 Cimetidine 제산제

히스타민-H₂ 수용체 차단제, 즉 벽세포내의 H₂ 수용체에서 히스타민을 억제하여 결국 위산분비를 억제한다. H₂ 길항제는 정도는 약하나 가스트린과 muscarinic agonist에 의한 산분비를 억제하고 위액량을 줄임으로써 펩신 분비를 감소시킨다. cimetidine의 소실 반감기는 2~3시간이고 대부분 대사되지 않은 채 소변으로 배설된다. 위궤양, 샘창자(십이지장)궤양, 역류성 식도염, 재발성 궤양, 변연궤양 등에 이용하며 정맥주사 시는 천천히 30분이상 투여한다.

-용법 및 용량 : 1일 4회 식후 1회 1정씩 및 취침 전에 2정을 복용한다
-주의 : 혼돈, 두통, 우울, 불안, 경련, 빠른맥(빈맥), 느린맥(서맥), 발기부전, 혈소판감소증, 발진 등이 발생할 수 있으므로 임부, 수유부, 6세이하의 소아, 간이나 콩팥(신)질환자에게는 주의하고 과민성 환자에게는 금기이다.

29 Clonidine(catapress) 항고혈압제

화학적으로는 imidazoline계에 속하며 중추신경계 교감신경활성을 차단하는 매우 효과적인 항고혈압제로 α_2-아드레날린성 효능제의 특성을 가지고 있다. clonidine을 비경구적으로 투여하면 곧 바로 혈압이 오르는 것이 관찰되고 이후 지속적인 혈압하강 작용으로 바뀌어 가며 심박출량은 감소한다. 입(경구)으로 투여하면 흡수가 잘되고 생체이용률은 100%이다. 또한 마취 및 진통제의 필요량을 낮추는 효과가 있다.

-용법 및 용량 : 0.75mg을 1일 3회 입(경구)투여하고 중증인 경우는 0.9mg씩 1일 3회 투여한다.
-주의 : 부작용으로 구갈이 많이 일어나고 장기 투여 후 갑자기 중단하면 빠른맥(빈맥)을 수반하는 고혈압증의 반동(rebound)을 일으키므로 주의한다.

30 Cocaine 국소마취제

• 국소마취제는 일반적으로 소수성이 커지면 마취제효력과 독성이 커지며 신경섬유의 굵기가 가늘수록 마취제에 대한 감수성이 커진다. 코카인 자체는 norepinephrine의 작용을 강화시켜 혈관을 수축시키기 때문에 코카인 자신의 흡수를 방해한다. 코카인의 가장 중요한 작용은 국소에 적용하였을 때 신경흥분의 생성과 전도를 차단하는 것이며 가장 현저한 전신효과는 중추신경자극 효과이며 많은 중요한 부작용을 가지고 있다. 처음에는 쾌감과 도취감을 일으키고 때로는 불쾌감을 일으키기 때문에 수다, 불안, 흥분 등의 감정을 유발한다.
• 소량 투여 시는 운동기능이 영향을 받지 않으나 용량이 증가되면 하부운동중추의 자극과 척수반사의 촉진에 의해 진전, 간대성-긴장성(clonic-tonic) 경련이 일어난

다. 심한 경우 숨뇌(연수)중추의 억제에 의한 호흡실조로 사망할 수 있다. 소량 투여 시는 미주신경의 중추적 자극에 의해 심박동이 느려지나 중정도의 용량을 투여하면 오히려 빨라진다.

- 다량의 코카인을 정맥내로 투여하면 부정맥, 심근경색 또는 직접적인 심근억제로 즉사할 수 있다. 코카인은 현저한 발열작용도 하며 점막과 위장관 점막을 포함한 모든 투여부위에서 흡수된다.
  - 용법 및 용량 : 0.5~5% 용액은 안과, 10~20% 용액은 이비인후과에서 표면 마취용으로 사용한다. 경구투여용 진통제는 성인 1회 15~30mg로 1일 50mg을 사용한다.
  - 주의 : 교감신경계 흥분작용과 중추신경의 흥분작용으로 심박수의 증가, 부정맥, 정신흥분, 쾌활, 다변을 초래하고 착란현상이 나타나며 광포해진다. 더욱 진행되면 억제현상이 나타나고 호흡마비로 사망할 수 있다.

31 Codeine 진해제

- 아편은 양귀비속 식물(poppy plant)인 Papaver somniferum의 미숙종자 껍질에서 추출한 유백색액을 말려 분말로 만든 것인데 여기에 25% 정도의 알칼로이드가 포함되어 있다. 아편무게의 약 25%를 차지하는 알칼로이드는 페난스랜스(Phenanthrenes)와 벤질리소퀴노린(Benzylisoquinolines)의 2가지 화학구조를 가지고 있는데 Phenanthrenes의 0.5% 정도가 코데인이다.
- 코데인은 숨뇌(연수)의 해소중추에 억제적으로 작용하여 진해작용을 하며, 진통, 후두염, 기관지염, 호흡기 질환 등에 이용되는데 morphine에 비해 1/10 정도의 약한 진통작용이 있다.
  - 용법 및 용량 : 소아의 경우 진통제로는 1일 0.5mg/kg씩 4~6회 투여하고, 진해제로는 1일 0.175~0.25mg/kg씩 4~6회 투여한다. 성인은 진통제로 1일 15~60mg씩 4회 투여하고, 진해제로는 1일 5~10mg씩 4~6회 투여한다.
  - 주의 : 호흡부전이 있는 환자는 주의한다.

32 Colchicine 항통풍제

다른 종류의 동통에는 효과가 없으며 통풍성 관절염에만 효과가 있고 진통제가 아니다. 생체내에서 세포분열을 정지시킬 수 있으며 유사분열은 중기에 방추형성이 안되어 멈추게 되므로 박쥐 등의 포유류 염색체 관찰을 할 때 배안(복강)내에 주사하기도 한다. 또한 백혈구내의 마이크로튜블(microtubule)형성을 억제하므로 식작용이 감소하고 관절내 염증이 감소한다.

- 용법 및 용량 : 성인 1일 3~4mg을 6~8회 분복하거나 예방목적일 때는 성인 1일 0.5~1mg, 발작예감 시에는 1회 0.5mg을 투여한다.
- 주의 : 욕지기(오심), 구토, 오한, 가려움증(소양증), 콩팥(신장)손상, 자반증, 홍반, 위궤양, 근이상, 원형탈모증 등이 나타날 수 있으므로 심한 콩팥(신)환자, 혈액이상자, 임부, 노인, 수유부, 어린이 등은 주의하고 과민성 환자나 심장장애자는 금기이다.

33 Corticosteroid 부신겉질(부신피질)호르몬제

부신겉질(부신피질)에서 합성되는 부신겉질(부신피질) 호르몬인 코티코스테로이드(corticosteroids)에는 하이드로코티손(hydrocortisone), 덱사메타손(dexamethasone), 프레드니소론(prednisolone), 트리암시노론(triamcinolone) 등이 있는데 이들은 과민반응결과 나오는 히스타민의 유리를 감소시키며 염증반응을 감소시키는 작용이 있다.

34 Cromolym sodium 기관지천식 치료제

비만세포로부터 히스타민 등의 과립 내용물의 분비와 leukotrienes의 생성을 현저히 감소시키며 기관지 및 기타 민무늬근(평활근)에 대해서도 이완작용이 없기 때문에 주로 예방목적으로 많이 사용된다. 이 약은 기관지천식의 예방적 치료로 쓰이는데 전신으로의 흡수가 잘 안되므로 일반적으로 내약성이 좋고 부작용이 경미하다. 항원에 대한 노출이나 운동에 의한 급성 및 만성천식반응을 1일 수회의 흡입으로 억제시킬 수 있다.

- 용법 및 용량 : 입안(경구)으로 거의 흡수되지 않으므로 용액이나 분말형태로 흡입 투여시킨다. 흡입 투여

시 β아드레날린성 기관지확장제를 같이 사용할 수 있다. 1일 수회 투여할 수 있고 2~3개월 이상의 규칙적인 투여로 기관지의 과민성이 감소한다.
  - 주의 : 기관지 경련, 기침, 인후부부종, 관절부종 및 통증이 올 수 있다.

35 Curare 신경-근 차단제

• 큐라레는 동부 아마존유역에서 서식하는 스트리키노스속(Strychnos) 식물의 주성분으로 4급 신경근차단 알칼로이드로서 원주민들이 화살독으로 사용해 왔던 물질이다. 임상적으로는 파상풍환자와 경련성 질환자에게 사용하며 전신마취에서 근육이완을 촉진하는데 처음 사용되었다. 극소량으로 신경근 접합부에 작용하면 뼈대근(골격근)을 이완시킨다. 근이완은 인후두, 수지 등의 작고 운동이 큰 근육에서 시작하여 사지, 목 근육의 순서로 마비가 진행되며 마지막에 가로막(횡격막)근에 이르러 호흡마비에 의해 사망한다. 수술 시 근육이완을 목적으로 전 처치하는데 이용한다. 입안(경구)으로 투여하면 거의 작용하지 않는다.
  - 용법 및 용량 : 전신마취 시 최초 6~15mg을 정맥주사하고 필요에 따라 수분 후 3~6mg을 추가 투여한다. 국소마취제의 중독이나 파상풍 등을 수반하는 경련에는 초회 0.1~0.2mg/kg을 정주하며 필요시 0.05~0.1mg/kg을 경련이 억제될 때까지 주사한다.
  - 주의 : 중증 신부전, 중증 간장애, 전해질 이상, 산ㆍ염기균형의 이상 환자는 주의하고 호흡억제를 일으킬 수 있으므로 인공호흡기를 준비한다.

36 Cyanide 비금속환경 독성물질

• 2가 철과의 친화력이 매우 높은 치명적인 독극물로, 몸에 흡수되면 사립체(미토콘드리아)의 시토크롬산화효소의 3가 철과 쉽게 반응하여 세포호흡이 중지되고 세포의 저산소증이 유발된다. 따라서 산소이용이 차단되고 정맥혈의 산소가 많아져서 거의 동맥혈만큼 붉게 된다. 호흡이 자극되면 괴로움이 있는 일시적인 중추신경 흥분시기가 나타나고 두통이 유발되며 결국 저산소증 발작과 호흡중단으로 사망한다.
• 중독 시 치료는 빨리해야 되는데 효과적인 방법은 헤모

글로빈을 메테로글로빈으로 변화시키는 아질산염과 같은 물질을 투여하거나 4-dimethylaminophenol을 정맥이나 근육주사로 3mg/kg을 투여한다. 해독작용을 돕기 위해 티오설페이트(thiosulfate)를 정맥주사하면 형성된 황시안산염을 쉽게 소변으로 배설시킨다. 많은 양을 섭취했을 때는 반드시 위세척을 실시한다.

37 Desipramine 3환계 항우울제

항콜린성 작용과 항히스타민 작용, 항세로토닌 작용이 있으며 대량에서 안전작용을 나타낸다. 각종 원인의 동맥경화증과 정신과에서 우울증치료에 사용되며 투약 후 작용은 1~3주 후에 나타나고 간에서 대사된다.
  - 용법 및 용량 : 25mg씩 1일 3회 입안(경구)투여한다.
  - 주의 : 저혈압, 황달 등의 유해작용이 있다.

38 Dexamethasone(Decadron) 코티코 스테로이드제

다형핵 백혈구와 섬유아 세포의 이동과 모세혈관 투과성 증가의 역전 및 리소솜의 안정화를 억제함으로써 염증완화작용을 한다. 부신겉질(부신피질) 기능부전, 류마티스성 관절염, 급성통풍성 관절염, 기관지 천식, 두드러기(담마진) 등에 투여한다.
  - 용법 및 용량 : 정제인 경우에 성인은 1일 0.5~0.8mg, 소아는 0.15~4mg을 1~4회 분복하고 정맥주사나 근육주사 시는 1회 2~8mg을 3~6시간마다 투여한다. 점적주사는 1회 2~10mg을 1일 1~2회, 관절 내 주사나 활액낭 내 주사는 1회 0.8~2.5mg을 투여하고 투여 간격은 2주 이상이다. 결막밑(결막하) 주사는 1회에 0.4~2.5mg을 투여한다.
  - 주의 : 임부나, 당뇨병환자, 녹내장, 골다공증, 발작장애, 궤양성 창자(장)염, 울혈성 심부전, 근무력증, 콩팥(신장)질환, 위궤양, 식도염이 있는 환자는 주의하고 정신증, 과민증, 특발성 혈소판 감소증, 급성토리콩팥염(급성사구체신염), 곰팡이(진균)감염, 2세 미만의 소아, 결핵환자는 금기이다.

39 Dextromethorphan 진해제

레보파놀(levorphanol)유도체의 d−이성질체로 진통효과나 중독성은 없으며 중추신경계에 작용하여 기침에 대한 문턱(역치)를 높인다. 효능은 코데인과 거의 동등하지만 주관적 증상과 위장관 부작용이 더 적다. 기관지의 섬모운동을 억제하지 않으며 진해 효과는 5~6시간 지속된다.
- 용법 및 용량 : 성인은 15~30mg을 하루에 3~4번 투여한다.

40 Dextrose 삼투압 이뇨제

뇌부종 치료에 이용한다. 대개 50% 포도당액이 사용되지만 mannitol solution에 비해 이뇨작용이 약하다.

41 Dextrose in water 포도당 용액

• 5% 저장성 포도당 용액
강력한 체액보충이 필요한 경우가 아니면 5% 포도당액이 자주 이용된다. D5W는 약물의 정맥투여에 필요한 정주로를 제공해 준다. 저장액이므로 울혈성 심부전 환자의 순환 과부하를 막아준다.
- 용법 및 용량 : 보통 미니드롭(60drop/mL)으로 개방유지(To Keep Open, TKO)의 속도로 투여하고 순환 과부하 증상을 체크한다.
- 주의 : 포도당 함유 용액은 산성이며 국소 정맥자극을 유발할 수 있다. 피부밑(피하)주사는 조직괴사를 유발할 수 있으니 주의한다.

• 10% 고장성 포도당 용액
5%와 마찬가지로 많은 체액 보충이 필요한 경우가 아닐 때 사용된다. 탄수화물이 D5W의 두 배이므로 저혈당의 치료에 유용하다. 신생아 인공호흡 시나 저혈당중에 투여한다.

• 5% Dextrose in 0.45% Sodium chloride(D$_5$ $\frac{1}{2}$NS) 고장성 포도당 함유 결정질액
반식염액과 같은 sodium과 chloride를 함유하고 있으며 영양분으로 가해진 포도당은 80cal/L로 용도가 많은 수액이다. 자유수와 전해질을 공급하고 포도당의 형태로 영양분을 제공한다. 열사증, 당뇨성 케톤산증, 콩팥(신장)이나 심혈관계 기능손상 환자에게 투여한다. 빠른 수액 보충이 필요한 경우에는 사용해서는 안된다.

• 5% Dextrose in 0.9% Sodium chloride(D$_5$NS) 고장성 포도당 함유 결정질액
영양분으로 포도당을 함유한 고장성 결정질액으로 자유수와 전해질을 공급하고 포도당의 형태로 영양분을 제공한다. 열사증, 담수익수, 저혈액증, 복막염 등에 투여한다. 심장이나 콩팥(신장) 기능 손상 환자에게는 투여해서는 안된다.

• 5% Dextrose in Lactated Ringer's(D$_5$LR) 고장성 포도당 함유 결정질액
락테이트 링거액과 동일 농도의 전해질을 함유하고 있으며 영양성분으로 100mL당 5g의 포도당을 함유하고 있다. 이 포도당이 용액을 고장액으로 만든다. 물과 전해질을 공급하고 포도당의 형태로 영양분을 제공한다. 저혈액성 쇼크, 출혈성 쇼크, 산증에 투여하고 콩팥(신장)이나 심혈관계 기능이 저하된 환자에게는 투여해서는 안된다.

42 Diazepam(Valium) 항불안제, 국소마취제

[의사 지시로 1급 응급구조사가 투여할 수 있는 약물]
지속성 간질발작(status epilepticus), 항불안제로 널리 쓰이며 마취전 투약제제 또는 마취의 증강 유도목적, 골격근 경련의 완화보조제, 알코올중독의 금단증상을 완화하는데 효과적으로 이용되는데 정맥 투여 시 신속히 뇌에 분포되지만 수분 후에 졸음이 온다. 현재 가장 널리 쓰이는 항불안제이다.
- 용법 및 용량 : 정제는 성인 1회 2~10mg, 1일 2~4회 투여하고 소아는 1회 1~2.5mg 씩 1일 3~4회 투여한다. 주사는 성인 2~10mg을 근주 또는 정주한다.
- 주의 : 현기증, 졸음, 혼돈, 떨림(진전), 피로, 우울, 불면증, 환각, 구토, 발진, 피부염, 귀울림(이명), 빠른맥(빈맥) 등이 올 수 있으므로 노인이나 허약자, 간질환이나 콩팥(신장)질환 환자에게는 주의하고 협우각 녹내장, 정신병, 임부, 18세 미만의 소아는 금기이다.

43 Digitalis 심부전증 치료제

모든 세포에서 필수적으로 일어나는 이온의 이동을 강력히 억제하며 심근수축 증가 작용이 있다. 가장 중요한 약력학적 특성은 심근의 수축력을 증가시키는 것이며 혈관 저항과 용량을 변화시키는 것이다. 심근에 직접 작용하여 수축기 수축력을 용량에 비례하여 증가시키며, 수축기간을 단축시키고 세포막에 존재하는 Na^+, K^+, ATPase를 직접 억압한다. 임상적으로 울혈성 심부전 환자에게 순환을 개선시키는 목적으로 쓰이며, 심방잔떨림(심방세동) 또는 된떨림(조동)환자에게 심실박동을 지연시킬 목적으로 이용된다.

- 용법 및 용량 : 입(경구)투여가 가장 경제적이며 디곡신(digoxin)의 경우는 1.25~1.5mg을 입(경구)투여하거나 0.75~1.0mg을 정주한다.
- 주의 : digitalis의 독작용은 발생빈도가 높고 치명적인데 과량 투여 시 K^+을 투여하여 치료할 수 있다.

44 Digitoxin 강심배당체

Digoxin과 작용이 유사하며 완화한 작용발현, 긴 반감기, 느린 배설작용을 나타낸다.

- 용법 및 용량 : 신생아의 경우 0.025mg/kg, 1~2세는 0.04mg/kg, 유지량은 디기탈리스화 용량의 1/10 정도이다. 성인은 초회량 0.2mg씩 6~8시간마다 투여하고 유지량은 0.05~0.2mg으로 한다.
- 주의 : 욕지기(오심), 구토, 시야몽롱 등의 부작용이 있고 심한 경우 시각장애, 부위감각소실, 심실성 빠른맥(빈맥) 등이 나타난다.

45 Digoxin 강심배당체

심장수축력과 심박출량을 증가시키는 작용을 한다. 심판막질환, 고혈압, 허혈성 심질환, 선천성 심질환, 심방잔떨림(심방세동), 된떨림(조동)에 의한 빠른맥박, 발작성 심방성 빠른맥박 등의 부정맥, 갑상샘기능항진증 및 저하증, 빠른맥박의 예방 및 치료에 쓰인다.

- 용법 및 용량 : 초회 0.25~0.5mg을 2~4시간마다 충분한 효과가 나타날 때까지 지속한다.
- 주의 : digitalis에 대한 과민반응이 있거나 심실잔떨

림(심실세동), 심실빠른맥(빈맥), 목동맥굴(경동맥동)증후군환자는 금기이다. Digoxin을 투여중인 울혈성 심부전환자는 염화칼슘($CaCl_2$)을 투여하면 농도가 증가되어 독성이 증가될 수 있다.

46 Diltiazem(Cardizem) 칼슘통로 차단제

벤조치아제핀(benzothiazepine)계 약물로 SA-node에 작용하여 심박수를 감소시키므로 빈맥이 일어나지 않으며 심근과 혈관 민무늬근(평활근) 세포의 전기적 및 기계적 성질에 대하여 직접적인 영향을 미친다. 심방잔떨림(심방세동)시 정맥내 투여는 매우 효과적이고 심장의 탈분극시 칼슘이온의 세포막통과를 억제하여 세포내 유입을 막는다. 관상동맥을 확장시키며 굴심방결절(동방결절), 방실결절의 전도시간을 감소시키며 말초동맥을 확장시킨다. 노작성 협심증, 심근경색에서의 협심통의 개선, 본태성 고혈압, 빠른맥(빈맥)성 부정맥, 수술시의 이상고혈압의 구급처치 등에 이용된다.

- 용법 및 용량 : 협심통일 때는 1회 1정을 1일 3회, 본태성 고혈압일 때는 1회 1~2정을 1일 3회, 빠른맥(빈맥)성 부정맥일 때는 1회 10mg을 3분간에 걸쳐 서서히 정주한다. 수술시 구급처치를 할 때는 1회 10mg을 1분간에 걸쳐 정주 또는 5~15mcg/kg을 1분간에 걸쳐 점적 정주한다.
- 주의 : 두통, 피로, 현기, 졸음, 우울, 욕지기(구토), 설사, 변비, 다뇨, 안면홍조, 광과민, 부종, 느린맥(서맥), 빠른맥(빈맥), 협심증 등이 나타날 수 있으므로 임부나 수유부, 소사, 신장질환자 는 주의하고, 2~3도의 심장차단, 수축기 혈압이 90mmHg 이하의 저혈압, 폐울혈이 있는 환자는 금기이다.

47 Dimercaprol 중금속 길항제

납의 혈중농도가 50~60µg/dL 이상이거나 중독증상이 있을 때 투여하며 무기수은, 금, 비소, 수은원소(증기)에 노출되어 오심, 구토, 기침을 하는 환자에게 투여할 수 있다.

- 용법 및 용량 : 입안(경구)투여는 할 수 없으므로 10%의 유성용액을 근육주사하며 단독으로 투여하는 것 보 다 는 edetate calcium disodium($CaNa_2EDTA$)과 병용하는 것이 더 효과적이다.

−주의 : 5mg/kg을 주사했을 때 환자의 50% 정도에서 부작용이 나타나므로 주의한다. 가장 흔한 부작용은 빠른맥(빈맥)을 동반한 수축기와 이완기의 동맥압 상승으로 2시간 간격으로 2회째 투여했을 때 50mmHg 정도 상승한다. 간 기능 저하 환자에게는 금기이다.

48 Diphenhydramine 항히스타민제

진정작용과 상대적 항구토 효과가 있고 H1을 차단시키며 중추에서 항콜린성 작용이 있어, 특히 나이든 환자들에게서 파킨슨병의 치료에 효과적으로 사용할 수 있다. 아나필락시스, 알레르기작용, 멀미, 피라밋외로반응(추체외로반응, 근긴장이상증) 등에 적응하며 상품명으로 Benadryl HCl이 있다.

−용법 및 용량 : 성인 1회 용량은 50mg이다.
−주의 : 투여 받은 환자의 50% 정도가 경면(somnolence)을 보이므로 적량을 투여한다.

49 Disopyramide 항부정맥제

활동전위 기간을 증가시키므로 조기심실 수축, 간헐성 심실성 부정맥 등 심부정맥의 발생억제 및 재발방지, 원발성 심부정맥 및 관상동맥질환 등 기질성 심장질환에 수반되는 심부정맥 치료에 이용한다.

−용법 및 용량 : 통상 성인은 400~800mg을 1일 4회 분복하고 권장량은 150mg을 1일 4회 투여하는 것이다.
−주의 : 두통, 현기, 피로, 우울, 부종, 심장마비, 저혈당, 사지통증 등의 부작용이 수반되므로 신질환자, 소아, 근무력증환자 등은 주의하고 2~3도의 심장 차단이나 심장성 쇼크환자는 금기이다.

50 Disulfiram 항산화제

• 만성 알코올 중독(chronic alcoholism)을 치료하는 데 치료제가 아니라 단지 자원자(volunteer)에게 정신적인 지주를 제공해 주며 이것에 의해서 술을 끊어야겠다는 진정한 욕망을 강화시켜 준다. 다시 말해서 아세트알데하이드 신드롬(acetaldehyde syndrome)의 참기 어려운 경험을 함으로써 술을 마시고 싶은 욕망이 줄어들게 하는 것이다.

• Disulfiram 자체는 투여시 비교적 독성이 없는 물질인데 미리 투여하고 에탄올을 투여하면 전처리를 하지 않는 사람보다 혈중 아세트알데하이드(acetaldehyde) 농도가 5~10배 높아진다. 이 효과가 아세트알데하이드 증후군인데 얼굴이 달아오르고 붉어지며 홍반 등의 독특한 증세와 증상이 나타난다.

−용법 및 용량 : 반드시 의사의 지시에 의해 투약되어야 하며 치료는 병원에서 행해진다. 적어도 알코올 섭취 후 12시간이 지난 후에 투여하여야 한다. 초기치료에는 1~2주간에는 하루 최대 500mg까지 투여한다. 진정효과가 현저하지 않으면 술을 먹지 않겠다는 결심이 가장 확고부동한 아침시간에 투여한다. 섭취한 후 6~14일 동안 알코올에 대한 민감한 반응이 지속된다.
−주의 : 약 자체는 비교적 무독하지만 여드름 형태의 발진, 알레르기성 피부염, 두드러기(담마진), 권태, 피로, 성욕감퇴, 두통, 어지러움, 위장관 장애를 일으킬 수 있으므로 의사의 지시를 따라 복용하고 특히 임산부는 기형아를 출산할 수 있으므로 복용을 금한다. 복용 중 음주를 하면 심한 호흡억제, 심혈관계 허탈, 심근경색 등이 나타날 수 있으며 사망할 수도 있으므로 위험성을 알려주어야 한다.

51 Dobutamine(Dobutrex) 카테콜라민

심장의 β수용체에 작용하여 심근의 수축력을 증가시키고 관상혈류와 심박동수를 증가시킨다. 조직적인 심장질환이나 심장수술로 인해 수축력이 저하된 심부전증 환자의 단기치료요법을 위한 심박출력 목적으로 이용한다.

−용법 및 용량 : 심박출 증가를 위해 필요한 주입속도는 보통 2.5~10mcg/kg/min이며 만족할 효과를 얻기 위해서는 40mcg/kg/min으로 주입한다.
−주의 : 불안, 두통, 심장의 작열감, 구토, 빠른맥(빈맥), 조기 심실수축 등의 부작용이 있을 수 있으므로 임부, 수유부, 소아, 고혈압환자는 주의하고 과민성 환자나 대동맥하부 협착 환자는 금기이다.

52 Dopamine(Intropin) 카테콜라민

효소에 대한 기질이므로 입(경구)투여하면 효과가 없다. 저농도의 도파민은 콩팥(신장), 창자사이막(장간막), 관상혈관의 D_1-도파민 수용체에 작용하며, 소량을 정맥내 주사하면 토리(사구체) 여과율, 콩팥혈류 및 Na^+배설이 증가한다. 고용량의 도파민은 β_1수용체에 작용함으로써 심근에 대하여 양성변력 효과를 나타낸다. 수축기압과 맥압을 증가시키지만 이완기 혈압에는 거의 효과가 없거나 경미하게 상승한다. 주로 심근경색, 외상, 패혈증, 수술 후 및 콩팥부전으로 인한 쇼크, 울혈성 심부전에 의한 만성 심대상부전증, 소변감소증(핍뇨), 무뇨증, 기타 순환장애에 이용된다.

- 용법 및 용량 : 상용량은 2~5mcg/kg/min을 정주하고 중증인 경우에는 5~10mcg/kg/min이나 20~50mcg/kg/min을 정주한다.
- 주의 : 과량으로 인한 부작용은 일반적으로 과도한 교감신경모방 활성에 기인하며 욕지기(오심), 구토, 빠른맥(빈맥), 협심통, 부정맥, 고혈압이 나타날 수 있으므로 임부나 수유부, 동맥색전증환자, 말초혈관질환 환자에게는 주의하고 과민 반응자나 심실잔떨림(심실세동), 갈색세포종환자는 금기이다. 특히 삼환계 항우울제를 사용하고 있는 환자에서는 용량을 주의깊게 조정하여야 한다.

53 D-tubocurarine chloride 신경근 차단제

운동 종판의 콜린수용체와 결합하여 뼈대근(골격근) 마비를 일으킨다. 정맥내로 주사하면 3~5분 후에 작용이 나타나고 근육이완은 25~90분간 지속된다. 재 투여는 축적효과에 따라 투여한다. 주로 뼈대근(골격근) 이완을 위한 마취보조제, 약이나 전기적으로 유발된 경련시 근육수축의 강도를 감소시키기 위해 사용한다.

- 용법 및 용량 : 수술시 성인은 0.1~0.3mg/kg을 투여하고 재 투여는 처음 투여량의 반응에 근거하여 일반적으로 초회량의 1/4~1/2양을 45~60분 간격으로 한다. 경련 치료 시 성인은 0.1~0.2mg/kg을 투여한다.
- 주의 : 호흡억제를 일으킬 수 있으므로 가스마취기, 인공호흡기 등을 준비하여야 한다. 중증 근무력증 환자는 특히 주의하고 히스타민 유리 가능환자는 금기

이다.

54 Epinephrine HCl 교감신경 항진제

[의사 지시 없이 1급구조사 직접 투여 가능]
비외상성 심정지 환자에서 심폐소생술과 함께 우선적으로 투여하는 심정지 소생에서 매우 중요한 약물로 α와 β아드레날린성 수용체에 작용한다. 효과는 대개 90초 이내에 나타나고 짧은 지속시간을 갖는다. 심근수축력을 증가시키며 관상동맥의 혈류와 수축기 및 이완기 혈압을 증가시킨다. 수축된 기관지를 이완시키고 중추신경계를 자극하며 고용량은 혈관수축을 일으키지만 소량(0.1μg/kg) 투여시는 혈관을 이완시켜 혈압을 떨어뜨릴 수 있다. 기관지 확장의 작용기전은 β_2-아드레날린성 수용체와 결합하여 나타나며 기관지천식 및 기관지 확장증에 기인한 기관지 경련의 완화, 강심, 심혈관 허탈과 심실잔떨림(심실세동)이나 무수축과 같이 생명을 위협하는 부정맥, 혈관수축제, 국소마취 효력의 지속을 위해 이용된다.

- 용법 및 용량 : 정맥주사와 기관내 투여, 뼈속(골내) 투여는 1 : 10,000, 병원전 피부밑(피하)주사는 1 : 1,000의 농도로 투여하며 기관내 튜브 등으로 투여 흡입시는 1회 4~5번 흡입하고 2~5분간에 걸쳐 효과가 없으면 1회 더 반복한다. 4~6시간의 간격으로 반복 투여한다. 소아는 0.01mg/kg로 최대 0.3mg까지, 성인은 0.3~0.5mg을 투여한다. 병원 전 응급처치 시 투여경로는 피부밑(피하)주사가 좋다.
- 주의 : 심혈관계 질환이 있거나 고혈압환자는 금기이며 아나필락시스 반응이 생겨 저혈압이나 쇼크가 나타나는 환자는 1 : 10,000으로 희석하여 정맥주사한다. 약물은 빛으로부터 차단하여 보관하고 1 : 1,000을 투여한 환자는 혈압, 맥박, 심전도의 변화를 잘 감시하여야 한다. 부작용으로 심계항진, 불안, 떨림(진전), 두통, 현훈, 욕지기(오심), 구토가 있다.

55 Erythromycin 국소 항감염제

이질아메바증에 유효하며 박테리아의 단백질 합성을 억제한다. 세균 및 약물 농도에 따라 정균 또는 살균적이며 살균효과는 신속히 분열하는 세균에서 가장 좋고 용액내의 pH가 5.5~8.5 사이에서 증가할수록 현저히 증가한다.

세포내로 잘 확산되므로 뇌와 뇌척수액을 제외한 모든 부위에서 항균효과를 나타낸다. 그람양성막대균(간균)들에는 감수성이 있으나 대개의 호기성 그람음성막대균(그람음성 간균)들에 대해서는 효과가 없다. 구진이나 고름주머니(농포)를 수반하는 여드름에 국소적 억제 작용이 있으며 mycoplasma 폐렴, Chlamydia 감염, 디프테리아, 백일해 등의 경우에 이용된다.

- 용법 및 용량 : 연고제는 피부를 깨끗이 씻은 후 도포기를 사용하여 1일 2회 환부에 도포한다. 입(경구)투여는 식전이나 식후 1~1.5시간에 250mg씩 1일 4회 또는 500mg씩 1일 2회 투여한다. 소아는 1일 30~50mg/kg을 4~6회 분할 투여한다. 100mg이상을 근육내 주사하면 수 시간 계속되는 통증을 유발한다.
- 주의 : 발진, 두드러기(담마진), 가려움증(소양증), 압통, 과량 입(경구) 투여 시 상복부 통증 등이 나타날 수 있으므로 임부나 수유부는 주의하고 과민성 환자는 금기이다.

56 Esmolol(Brevibloc) β_1-수용체 차단제

심방된떨림(심방조동)과 심방잔떨림(심방세동)을 포함하여 심실위빠른맥(심실상성 빈맥)이 있는 환자에게 심박동수를 느리게 하는 등, 심부정맥 치료에 사용되는데 주로 정맥주사로 이용되며 느린맥(서맥), 심부전증, 저혈압 등의 부작용 때문에 약효를 급속히 제거해야 할 필요가 있는 중환자에게 사용된다.

- 용법 및 용량 : 저혈압이 발생하면 용량을 감소한다. 최초 1분 동안은 500μg/kg/min의 용량을 투여함으로써 시작하고 1분 후에는 4분 동안 50μg/kg/min의 유지량으로 감소한다. 정주를 해야 한다.
- 주의 : 굴성느린맥(동성서맥), 1도 이상의 심장 차단이나 심인성 쇼크, 울혈성 심부전증을 가진 환자에게는 사용해서는 안된다.

57 Ethambutol hydrochloride(Myambutol) 결핵 치료제

활발하게 증식중인 감수성 결핵균에 RNA합성을 억제하여 결핵균 억제작용을 나타내며 다른 결핵 치료약과의 교차 내성은 없다. isoniazid와 streptomycin과 병용해서

폐결핵 치료에 사용한다.

- 용법 및 용량 : 최초 치료 시는 1일 1회 15mg/kg을 투여하고 재 치료시는 1일 1회 25mg/kg을 투여한다.
- 주의 : 시신경에 의한 시력장애, 위장장애, 식욕부진, 욕지기(오심), 환각증상, 복통 등의 부작용이 있으므로 주의하고 소아환자에게 투여할 때는 안 검사를 해야 한다.

58 Furosemide 이뇨제

강력한 단시간성 이뇨제로 콩팥세관고리(Henle loop)의 비후 가는고리(상행각)에 작용하여 염소와 나트륨의 배설을 증가시킨다. 콩팥(신장), 심장, 간부종, 임신중독증, 임신부종, 급성폐부종, 복수, 고혈압환자에게 이용한다.

- 용법 및 용량 : 정제는 성인의 경우 1일 1회 1/2~2정을 연일 또는 격일 투여하고 소아는 2mg/kg, 주사는 성인의 경우 1일 1회 1~2앰플, 소아는 1mg/kg을 천천히 정주 또는 근주한다. 약물작용은 투여 후 5분 이내에 나타난다.
- 주의 : 임산부, 저체액성 shock환자, 저칼륨증 환자에게는 투여시 주의하여야 하나 울혈성 심부전증환자는 특별한 문제가 없다.

59 Gentamycin 항균제

aminoglycoside에 속하는 항생물질로 박테리아에 단백합성을 억제하여 신속한 살균 효과가 있으며 특히 호기성 그람음성 막대균(간균)에서 가장 우수하다. 주로 요로감염, 균혈증, 뇌막염, 뇌실염, 화상 감염부위, 골수염, 폐렴, 복막염, 귀염(이염 otitis)등에 효과적으로 이용한다.

- 용법 및 용량 : 입(경구)으로 잘 흡수되지 않으므로 주로 근육주사한다. 미숙아는 1일 5~6mg/kg을 2회 분할하여 근주하고 유아, 신생아는 1일 7.5mg/kg을 3회 분할하여 근주, 소아는 1일 6~7.5mg/kg을 3회 분할하여 근주, 성인은 1일 3~5mg/kg을 3회 분할하여 근육주사한다.
- 주의 : 콩팥독성과 비가역적 귀독성이 부작용으로 나타날 수 있으며, 수막강내 또는 뇌실질내 투여하면 국소염증, 척수신경근염, 기타 합병증을 유발할 수 있다.

60 Glipizide 경구 혈당강하제

강력한 저혈당 작용을 일으키는 제2세대 sulfonylurea제제(혈당강하제)로 이자(췌장)세포에서 인슐린의 분비를 증가시킨다. 특히 이자(췌장)기능이 남아있는 인슐린-비의존성 당뇨병 환자에게 효과가 있다.

- 용법 및 용량 : 식전 30분에 투여하고 초기 1일 1정을 아침 또는 점심식사 전에 투여한다. 노인이나 간질환 환자는 1/2정으로 시작하고 최적의 당조절 상태가 될 때까지 1일 1/2~1정씩 증감하여 1회 3정 이내로 조절한다. 유지량은 1일 1/2~6정이며 1일 최대 8정까지 투여할 수 있다.
- 주의 : 두통, 욕지기(오심), 설사, 속쓰림, 혈소판 감소증, 홍반 등의 부작용이 있으므로 임부, 노인, 심질환, 간질환, 갑상샘 기능저하의 우려가 있는 환자는 주의하고 Sulfonylureas 과민성 환자나 소아 당뇨병 환자는 금기이다.

61 Histamine 중추신경계 작용제

- 히스타민의 수용체는 H_1, H_2, H_3 수용체 효능제 등 3종류가 알려져 있는데 H_1수용체 효능제는 2-Methylhistamine, 2-pyridylethylamine, 2-hiazolylethylamine, Betahistine 등으로 Ca^{++}을 동원시키고, H_2수용체 효능제는 4(5)-Methylhistamine, Betazole, Dimaprit, Impromidine 등으로 adenylate cyclase를 활성화시킨다. 히스타민에 대해 가장 민감한 H_3수용체 효능제는 $(R)\alpha$-Methylhistamine으로 basal ganglia와 olfactory부위에 제한되어 있고 그 작용기전에 대해서는 잘 알려져 있지 않다.
- 히스타민의 임상적 이용은 무산증진단 등의 진단 목적으로만 제한되어 있는데, 약리 작용은 미세혈관을 포함한 여러 혈관을 현저히 확장하고 전신혈압 하강을 초래하며 모세혈관 투과성을 증대시킨다.
- 다량의 히스타민을 투여할 경우는 미세혈관의 확장은 볼 수 없고 혈압상승이 나타난다. 미량으로도 위액분비를 촉진시키며 뇌실내로 투여하면 행동변화, 혈압상승, 심박증가, 체온저하, 항이뇨호르몬 분비증가, 흥분 또는 구토가 일어난다.

62 Hydralazine(Apresoline) 혈관확장제

소동맥 민무늬근(평활근)의 직접적인 이완을 일으키며 소동맥을 과분극시키고 칼슘의 이동을 억제하는 작용도 있다. 작용은 대부분 고혈압 치료로 심혈관계에 국한되는데, 말초혈관의 저항을 낮춤으로써 수축기 혈압보다 확장기 혈압을 더 낮추고 보상작용으로 심박동수, 심박출량 등이 증가된다.

- 용법 및 용량 : 입(경구)투여시 소아는 1일 0.75mg/kg을 분할 투여하고 7.5mg까지 증량할 수 있다. 성인은 처음 2~4일은 1일 4회 10mg씩 투여하고 1주는 1일 4회 25mg씩, 그 다음은 1일 4회 50mg씩 투여한다. 정주나 근주시는 소아는 1일 1.7~3.5mg/kg을 4~6회 분할 투여하고 성인은 1일 20~40mg을 필요하면 반복 투여한다.
- 주의 : 약리작용과 관련된 부작용으로 혈관확장에 의한 부작용과 보상작용에 의한 심기능항진 및 sodium과 물의 몸안축적이 있고, 다른 부작용으로는 면역반응이 있다. 또한 루푸스 증후군(lupus syndrome), 혈청병, 용혈성 빈혈, 혈관염, 토리콩팥염(사구체신염) 등의 자가면역 반응이 생기기도 하므로 고령환자나 심장질환자에게는 주의한다.

63 Hydrocortisone sodium succinate(Solu-Cortef) 부신겉질(부신피질) 호르몬제

다핵 백혈구와 섬유아세포의 이동을 억제하고 증가된 모세혈관 투과도와 리소솜의 안정성을 역전시킴으로써 염증을 감소시키는 작용을 한다. 내분비 기능이상, 류마티스성 관절염, 교원성 질환, 피부질환, 알레르기성 질환, 안과질환, 위장계 질환, 호흡기계 질환, 혈액 질환, 악성 종양성 질환 등에 이용한다.

- 용법 및 용량 : 정주, 정맥내 점적, 근주 가능. 성인은 100~500mg을 30초 이상에 걸쳐 정주하고, 환자의 반응 및 임상상황에 따라 1, 3, 6, 10시간 간격으로 반복 주사한다.
- 주의 : 우울, 홍조, 두통, 식욕부진, 반상출혈, 흐린 시야, 안압상승, 빠른맥(빈맥), 부종, 혈소판 감소증, 뼈엉성증(골다공증), 여드름 등이 생길 수 있으므로 임부, 당뇨병환자, 녹내장, 뼈엉성증(골다공증), 울혈성

심부전증, 중증 근무력증, 식도염이 있는 환자는 주의하고 정신증, 과민증, 특발성 혈소판 감소증, 급성토리콩팥염(사구체신염), 2세 이하의 소아, 결핵환자는 금기이다.

64 Imipramine(Tofranil) 항우울제

신경말단에 작용하여 norepinephrine과 serotonin의 재흡수를 차단하고 신경세포에서 norepinephrine과 serotonin의 활동을 증가시키는 작용을 한다. 정신과 영역의 우울증, 우울상태, 주야간의 유뇨증(야뇨증)에 이용한다.

- 용법 및 용량 : 성인은 초기 1일 25~75mg, 200mg까지 점증 투여하고 최고 1일 300mg, 유뇨증 아이는 25~30mg을 1회 투여하고 소아는 1일 25~50mg을 1~2회 분할 투여한다.
- 주의 : 현기증, 기면상태, 불안, 떨림(진전), 입안(구강)건조, 입안염(구내염)), 경련, 구토, 급성콩팥부전, 두드러기(담마진), 가려움증(소양증), 빠른맥(빈맥), 백혈구 감소증 등이 나타날 수 있으므로 심한 우울증환자나 안압이 증가된 환자, 심장 질환자, 갑상샘기능항진증 환자는 주의하고, tricyclic계의 항우울제에 과민한 환자나 심경색증의 회복기에 있는 환자는 금기이다.

65 Insulin 항고혈당제, 항당뇨제

랑게한스섬의 β세포에서 분비되는 단백질로, 혈당을 낮추므로 인슐린 요법을 필요로 하는 당뇨병에 투여한다. 주 사용 인슐린은 속효성인 Regular insulin, 중간단계의 Lente 또는 NPH(Neutral solution, Protamine zinc insulin, Hagedorn's laboratory) insulin, 지속성인 Ultralente 등 3계열로 분류할 수 있다. 투여되면 몸안에 분포되어 세포막에 존재하는 인슐린 수용체와 결합한다. 이것은 세포내로 포도당 유입을 촉진하고 혈중 포도당 농도를 낮추어 준다. 주로 당뇨성 케톤산증이나 고혈당증 시 투여한다.

- 용법 및 용량 : 초기 1회 4~20단위를 매 식전 30분 이내에 피부밑(피하)주사한다. 유지량은 1일 4~100단위이다. 당뇨성 혼수에는 Regular insulin 5~10unit를 정맥주사한 후 0.1unit/kg/h로 주입한다.

응급상황에서는 인슐린은 정맥, 근육 또는 피부밑(피하)주사해야 한다.

- 주의 : 고혈당증이나 케톤산증이 확실한 경우에만 투여해야 한다. 두통, 기면상태, 망상, 흐린 시야, 욕지기(오심), 저혈당 등의 부작용이 우려되며 심한 감염증 환자, 심한 허약상태의 환자, 뇌하수체 또는 부신기능 부전환자는 금기이다. 거의 응급실에서 투여되어야 하며 병원전 단계에서는 투여할 수 없다. NPH insulin은 사용전에 vial을 흔들지 말고 거꾸로 들어서 손바닥 안에서 여러번 굴려 균일하게 한 후 사용한다.

66 Ipratropium(Atrovent) 항콜린성약물

화학적으로 atropine과 유사하며 호흡기 응급치료에 쓰이는 부교감신경 차단제이다. 기관지 이완, 빠른맥(빈맥), 침(타액)분비 억제와 호흡기관 분비를 억제하며 콜린성 수용체를 차단함으로써 부교감신경의 흥분을 억제한다. 치료면에서 중요한 것은 기관지상피에서 섬모기능에 효과를 나타내지 않는다는 것이며 용액으로 흡입해도 입과 기관지에만 작용한다. 권장량의 수배를 투여해도 심장 박동수, 혈압, 방광기능, 안압, 동공의 크기에는 변화가 없다. 기관지천식, 만성기관지염과 허파공기종과 연관된 가역성 기관지 구축(경축)에 투여한다.

- 용법 및 용량 : 보통 β효능제와 함께 투여하며 전형적으로 500μg을 소형 분무기(nebulizer)에 가한다.
- 주의 : 심계항진, 불안, 현기증, 두통, 신경쇠약, 발적, 욕지기(오심) 및 구토 등의 부작용이 우려되므로 노인이나 심혈관계 질환, 고혈압이 있는 환자는 주의하고 치료 전후에 허파음(폐음)을 청진해야 한다. 빠른 반응이 필요한 급성기관지 구축(경축)의 치료에는 적용할 수 없다.

67 Isoproterenol 항천식제

생몸안(체내)에는 거의 존재하지 않는 강력한 합성 카테콜라민(catecholamine)으로 일차적으로는 β아드레날린성 수용체에 작용한다. α수용체에 대해서는 거의 작용을 하지 않으므로 일차적으로 심장과 허파에 작용한다. 심장 응급 시 atropine에 불응하는 느린맥(서맥)에서 심박동수를 증가시키는 데 사용되며 심한 천식 발작상태일 때 사용된다. 심장에 대해서는 심박수 증가, 심근수축력 증대를 일으키기 때문에 심박출량은 증대하나 말초혈관이 현저히 확장되기 때문에 혈압은 떨어진다.

- 용법 및 용량 : 1mg을 500mL의 D5W에 희석하여 I.V한다. 원하는 심박동수를 얻을 때까지 또는 속발성 심실수축과 같은 심실흥분이 일어날 때까지 적정한다. 표준 주입속도는 2~10μg/min이다. 기관지천식에는 0.5%용액 0.5mL를 흡입시킨다.
- 주의 : 심인성 쇼크의 혈압을 상승시키기 위해서는 사용하지 않으며 다만 서맥으로 인한 쇼크에서 사용되어져야 한다. 투여 시 조발성 심실수축, 심실성빠른맥(빈맥), 심실잔떨림(심실세동), 신경쇠약, 두통, 떨림(진전), 부정율동 등의 부작용을 일으킬 수 있으므로 환자의 심실자극을 모니터하여야 한다.

68 Kanamycin 항균제

구조적으로는 streptomycin군에 속하는 것으로 다른 aminoglycosides에 비해서 작용범위가 제한되기 때문에 그 사용이 상당히 감소되었다. 비경구적으로 사용할 적응증은 거의 없고 다른 유효한 약들과 함께 결핵치료에 쓰여 왔으며 간성혼수 환자의 보조치료 목적으로 입(경구)투여하기도 한다. 특히 요로 감염증에 유효하며 창자관 수술 시 창자내 세균을 억제할 목적으로 수술 전에 투여하기도 하고 임균성 요도염, 각종 결핵증, 고름딱지증(농가진), 폐렴, 창상, 각종 염증 등에 이용한다.

- 용법 및 용량 : 수술 전에 창자내 세균을 억제할 목적으로 투여할 때는 하루 1g씩 입(경구)투여하거나 0.5g씩 1일 4회 근육주사한다. 성인은 1회 1바이알씩 1일 1회 또는 2회 근주하고, 결핵에는 통상 1회 1바이알 1일 2회씩 주 2일 혹은 1일 1g씩 주3회 근주한다. 안연고의 경우는 결막염 시 이용하고 1일 2~3회 도포한다.
- 주의 : Aminoglycoside 및 bacitracin 과민증 환자는 금기이다.

69 Lactated Ringer's Solution 등장성 결정질액

저혈액성 쇼크의 처치에 가장 흔히 사용하는 정주액으로

등장성 결정질 용액이다. Sodium 130mEq/L + Potassium 4mEq/L + Calcium 3mEq/L + Chloride 109mEq/L + 완충제로서 젖산 28mEq 등으로 구성되어 몸안에 수분과 전해질을 보충하는 데 이용된다. 1L의 혈액을 보충하는데 보통 3~4L의 링거액을 투여한다.

- 용법 및 용량 : 250, 500, 1,000mL 용량으로 정주한다. 심각한 저혈액성 쇼크일 때는 14 또는 16게이지 I.V캐뉼라를 통해 투여한다. 예를 들어 정맥투여세트 10drops/mL로 환자에게 1Lbag을 2시간에 걸쳐 주입하기를 원한다면 83drops/min로 주입해야 한다.
- 주의 : 치료용량에서는 주작용이 거의 없으나 투여 시 순환 과부하를 예방하기 위해 계속 모니터해야 한다.

70 Lidocaine(Xylocaine) 국소마취제

[의사 지시 없이 1급구조사 직접 투여 가능]
- 감각신경으로부터 전달되는 신경자극을 억제함으로써 마취를 유도한다. procaine보다 작용이 신속하고 강력하며 작용지속시간이 길어 ester형 국소마취제에 민감한 사람에게 최적의 약제이다.
- 경막외마취, 전달마취, 침윤마취, 표면마취 등에 이용되고 항부정맥약으로 purkinje섬유의 자동능을 억제하므로 심실부정맥에 응급으로 사용되며, 위장관계로부터도 비교적 빠르게 흡수되나 흡수 후 간에서 파괴되어 약 1/3만이 혈행으로 순환한다.
- 심장마비가 온 후 적절한 처치에 의해 심장박동이 정상화되면 ridocaine을 I.V로 지속 점적한다. 혈중내 ridocaine의 농도가 높은 사람은 심근의 기능부전이 초래될 수 있으며 반감기는 약 100분 정도로 과량 투여하면 중추신경작용으로 인해 졸음, 어지러움, 이상감각, 혼수와 발작이 유발될 수 있다.
- 용법 및 용량 : 근육주사 시 거의 완전히 흡수되며 경막외 마취나 전달마취의 경우에 1회 최고량 500mg을 투여하며 표면마취의 경우는 적당량을 도포한다. 기도삽관을 통해 주입할 수도 있다.
- 주의 : 발진과 자극이 있을 수 있으므로 주사부위에 염증이 있으면 투약하지 않는다.

71 Lorazepam 항경련제, 진정제

상품명으로 ativan이 있으며 마취전 투약제제나 마취의 증강, 유도 목적으로 사용되며 항불안치료, 진정, 수면유도의 목적, 운동성 발작, 전간중적 상태, 급성 불안상태 때 쓰이는 다이아제팜(diazepam)보다 반감기가 짧은 벤조다이아제핀(benzodiazepine)계 약물이다. 저혈압, 졸음, 두통, 마취, 호흡억제, 시야몽롱 등이 유발될 수 있다.

- 용법 및 용량 : 하루 입안(경구)용량은 2~6mg이고 1~4mg씩 2~3회 분할 투여할 수 있으며 정맥주사시는 0.5~2mg을 투여한다. I.V가 불가능할 때는 곧창자(직장)투여를 할 수 있다.
- 주의 : 정맥 투여하기 전에 생리식염수나 D5W로 희석해야 하고 과민성 환자나 콩팥(신장) 및 심장질환환자, 뇌의 기질적 장애가 있는 환자, 중증근무력증 환자 등에게 투여해서는 안된다.

72 Magnesium sulfate 항경련제, 전해질

- 운동신경에서 아세틸콜린을 저하시키므로 자간증과 관련된 경련의 치료에 있어서 중추신경 억제제로 작용한다.
- 임신과 관련된 경련의 초기치료에 유효하다. 경련이 멈춘 후에 다른 항경련제를 투여하여야 한다.
- 쓸개(담낭)중에 들어 있는 쓸개즙(담즙)을 샘창자(십이지장)로 배출 촉진하는 작용도 있어 배담제(cholagogics)라고도 한다.
- 용법 및 용량 : 배담제로 이용할 때는 20~25% 용액을 20~50mL 입안(경구) 투여하거나 직접 샘창자(십이지장)에 주입한다. 자간증과 관련된 경련의 치료에는 2~4g을 정주하고 정주가 어려울 때는 근육주사로 투여한다. 이때는 약물의 용적이 5~10mL로 많으므로 반으로 나누어 각각 다른 부위에 근육주사한다.
- 주의 : 발한, 반사기능 저하, 졸림, 마비, 심장기능 저하, 저혈압 등의 부작용이 우려되므로 임부는 주의하고 과민성환자나 심근경색환자, 콩팥(신장)질환자는 금기이다. 가장 위급한 상황은 호흡억제인데 호흡억제가 일어날 경우에는 염화칼슘을 해독제로 이용한다.

73 Mannitol 삼투압 이뇨제

토리(사구체)에서 자유롭게 여과되고 콩팥세관(신세뇨관)에서 재흡수되지 않으며 약리학적으로 불활성인 특성 때문에 대량으로 투여하면 혈장, 토리(사구체)여과액 및 세관(세뇨관)액의 삼투압이 크게 증가한다. 수분의 재흡수는 감소시키고 소변 배설량과 Na, Cl의 분비는 증가시킨다. 세포내에서 세포외로 수분의 이동을 촉진시키며 뇌조직을 탈수시키므로 뇌부종의 치료에 효과적이며 머리뼈(두개)내 압력을 감소시킨다. 수술중이나 후 및 외상 후 급성콩팥부전 예방 및 치료, 약물 중독시 배설촉진, 머리뼈(두개)내압강하 및 뇌용적의 축소가 필요한 경우, 안 내압을 강하할 필요가 있을 때 투여한다.

- 용법 및 용량 : 1회 1~3g/kg는 15%, 20%, 25%액으로 점적 정주하고 1일 최대량은 200g, 투여속도는 100mL/3~10분으로 한다. 뇌부종시는 15~25%액을 급속히 점적한다.
- 주의 : 현기증, 두통, 경련, 욕지기(오심), 저혈압, 허파(폐)의 충혈, 탈수 등의 부작용이 우려되므로 요폐 또는 심한 콩팥기능장애 환자, 두개손상 환자, 12세 이하 소아나 임부는 주의하고 급성 머리뼈내 혈종, 심한 울혈성 심부전 환자, 심한 탈수상태의 환자는 금기이다. 현저한 저혈액증이 있는 환자에게도 투여해서는 안된다.

74 Marih(j)uana 환각제

Cannabis sativa라는 인도대마에서 채취되는 약물로 400여종의 화학물질이 함유되어 있는데 그중 주활성성분은 tetrahydrocannabinol(THC)이다. 마리화나 흡입으로 인한 증상은 개인차가 있으나 한두 개 흡연 후에는 마음이 진정된 후 도취감을 느끼며 남용 시 단기기억이 손상되고 대화 중 적절하지 못한 생각이나 단어를 선택하게 되고 시간에 대한 인식도 변화하여 몇 분의 시간이 몇 시간처럼 느껴진다. 단순한 운동은 그대로이나 운전 같은 복잡한 작업은 곤란을 느끼며 다단계 정신과정이 필요한 업무처리는 장애를 받는다. 심박동수가 증가하고 체온저하, 신체조절력 상실 등을 일으킨다. 말초혈관을 확장시켜 눈이 충혈되며 고농도 투여시는 환각, 환시, 편집증, 판단장애, 집중장애, 외모에 대한 무관심, 목표추구 행위의 감소증 등이 나타난다. 호흡억제 작용은 없으므로 죽음의 원인이 되지는 않는다.

075 Meperidine 마약성 진통제

중추신경 억제제로 중정도에서 심한 통증에 이르기까지 강력한 진통과 진정작용을 한다. 혈압의 하강, 심박출량 감소, 호흡기능의 억제를 포함한 morphine의 모든 단점을 가지고 있으며 morphine과 다른 점은 축동작용, 기관지 수축작용이 없다는 것이며 빠른맥(빈맥)을 일으킬 수 있다. 60~80mg의 meperidine은 10mg의 morphine의 작용과 동등하다. 심한 통증, 분만시 진통제, 마취전 투약에 흔히 사용한다.

 - 용법 및 용량 : 진통, 수술전 진정 목적으로 성인은 근주로 50~100mg을 사용하고 정주시는 25~50mg을 투여한다.
 - 주의 : 호흡억제를 일으킬 수 있기 때문에 사용할 때마다 naloxone을 준비해야 하며 안전한 곳에 시건하여 보관한다. 욕지기(오심), 구토, 복부 구축(경축), 시야 몽롱, 동공 축소, 환각, 두통 및 호흡억제 작용이 유발될 수 있으므로 주의한다.

076 Methylprednisolone(Solu-Medrol) 합성스테로이드제

부신겉질(부신피질)에서 분비되는 천연호르몬과 유사한 소염작용이 강한 합성 steroid 제제로서 알레르기반응, 천식, 아나필락시의 치료에 이용되고 혈장 반감기는 3~4시간인 단시간형 스테로이드이다. 일반적으로 고용량의 스테로이드 1회 투여는 거의 해가 없으므로 응급실이나 병원전 처치에서 척수상해가 있는 환자에게 사용된다.

 - 용법 및 용량 : 아나필락시 치료시는 125~250mg을 정주하며 근주도 가능하나 응급처치시는 정맥투여가 좋다. 척수손상시는 30mg/kg을 15분에 걸쳐 정맥내 주사하고 45분 후에 5.4mg/kg/h의 유지량을 점적 주입한다.
 - 주의 : 장기간 투여시는 위장관 출혈, 상처회복의 지연과 부신겉질(부신피질)호르몬의 억제를 일으키므로 병원전 단계에서는 1회 이상 투여하지 않는다. 체액저류, 울혈성 심부전, 고혈압, 복부팽만, 현기증, 두통,

딸꾹질, 불쾌감 등의 부작용이 나타날 수 있다.

077 Metoprolol 선택적 β_1차단제

β_1과 β_2 아드레날린성 수용체를 모두 차단하는 β길항제로 propranolol과 달리 β_1수용체에 대하여 선택성이 있다. 심박동수, 수축기 혈압, 심박출량의 감소 등을 일으키며 특히 심근경색 후에 수반되는 빠른맥(빈맥)을 억제한다. 이러한 효과 때문에 심장에 보호적인 것으로 인식되며 급성 심근경색 후의 환자에게 잠재적인 합병증을 감소시키기 위하여 사용된다. propranolol보다 기관지 수축을 훨씬 덜 일으키며 기도 저항효과가 극히 적어 천식 환자에게도 사용된다.

 - 용법 및 용량 : 급성 심근경색 후에 투여할 때는 5mg을 bolus로 서서히 정주하고 생명징후가 안정하게 유지되면 2분후에 5mg의 bolus를 두 번째로 투여한다. 1차 및 2차 bolus가 내성이 있으면 5mg의 bolus를 3차로 투여하고 총용량은 15mg을 넘지 않게 한다.
 - 주의 : 분당 45회 이하의 심박동수, 100mmHg 이하의 수축기혈압 또는 울혈성 심부전증을 갖는 환자에게는 금기이다. 병원전 처치에서는 천식이나 기관지 구축(경축)증의 병력이 있는 환자에게 투여해서는 안 된다. 투여중에는 혈압, 맥박, ECG 등을 계속적으로 모니터해야 한다. 느린맥(서맥), 저혈압, 기면, 울혈성 심부전증, 호흡곤란, 천명 등의 부작용이 일어날 수 있다.

078 Morphine sulfate 마약성 진통제

이 약제는 인공적으로 합성이 쉽지 않으므로 아직까지는 주로 아편이나 양귀비속 식물에서 얻어지는 중추신경계 억제제이며, 통각만을 선택적으로 차단하는 강력한 진통제이다. 응급의학에서 유용하는 혈역학적 특징을 가지고 있으며 가장 강력한 진통제라고 볼 수 있다. 심근경색으로 인한 가슴통증(흉통)시 투여하는데 용량을 초과하면 심한 호흡억제와 기립성 저혈압을 볼 수 있으며 심한 중독증 상태는 동공수축이 심하여 바늘끝만 해진다. 혈압강하, 심박출량 감소, 호흡억제를 일으키는 단점이 있으나 언어장애나 운동장애는 나타나지 않는다. 진통작용 시간

은 보통 12~14시간으로 수술후 통증의 조절이나 말기암 환자의 통증치료에도 많이 사용한다. 또한 가슴 통증이 없는 폐부종의 징후와 증상을 가진 환자에게 자주 투여하며 해소중추를 억제하므로 진해작용을 나타내기도 한다. 소화관 민무늬근(평활근)에 대해서는 긴장을 높이고 연축을 일으킴으로써 창자(장)의 꿈틀운동(연동운동)이 억제되어 변비가 생기기도 한다. morphine의 급성중독에 사용되는 길항제는 nalorphine이다.

- 용법 및 용량 : 2~10mg의 정주량이 표준인데 2분마다 2mg의 추가량을 투여할 수 있고 통증이 경감되거나 호흡억제의 징후가 나타날 때까지 계속될 수 있다. 환자 체중에 따라 통상 5~15mg을 근주할 수 있으나 응급상황일 때는 promethazine과 같은 진토제와 함께 보통 정주를 실시한다. 소아는 0.1~0.2mg/kg을 피하주사하고 1회 15mg을 초과하지 않는다.
- 주의 : 천식환자에 있어서는 천명이 일어날 수 있으며 욕지기(오심), 구토도 가끔 일어난다. 혈역학적 효과 때문에 체액이 소실되었거나 심한 저혈압이 있는 환자, 머리손상이나 복부 통증이 있는 환자, 18세 이하에게는 투여해서는 안 된다. 약물투여 시는 마약 길항제인 naloxone(narcan)을 즉시 사용할 수 있도록 준비해 놓는다.

79 Nadolol 비선택적 β아드레날린성 차단제, 항협심제

비선택적 β-adrenergic 수용체 차단인자로 propranolol과 유사한 작용을 한다. 고혈압, 협심증, 심장빠른맥성(심장빈맥성) 부정맥, 편두통의 예방 등에 이용되는데 광범위하게 대사되지 않으므로 대체로 뇨중에 변하지 않고 그대로 배설된다.

- 용법 및 용량 : 1일 1정으로 시작하여 최적반응이 나타날 때까지 1주일 간격으로 증량한다. 협심증, 심장빠른맥성(심장빈맥성) 부정맥의 경우는 1일 최대 4정, 편두통의 경우는 1일 1정으로 시작하여 통상 유지량은 1일 2~4정을 투여한다.
- 주의 : 기관지 경련, 느린맥(서맥), 저혈압, 가슴통증(흉통), 설사, 입안(구강)건조 등의 부작용이 우려되므로 당뇨병 환자, 임부, 콩팥(신장)질환자, 수유부는 주의하고 심부전환자, 기관지 경련성 질환자는 금기이다.

80 Naloxone(Narcan) 마약 길항제

마취수용체와 길항적으로 작용하여 morphine 중독에 대한 해독제로 쓰이므로 마약 중독상태로 의심되는 사람이 혼수상태로 발견되었을 때 투여할 수 있다. 아편류에 의한 호흡억제를 포함한 마약억제의 전체적 또는 부분적 역전, 급성 마약용량 초과의 진단과 회복에 이용된다. 화학적으로는 마약류와 유사하나 오직 길항적 특징만을 지닌다. 뇌의 아편 수용체에 경쟁적으로 결합하여 마약 분자를 수용체로부터 치환시키므로 마약 과용과 관련된 호흡억제를 회복시킬 수가 있다.

- 용법 및 용량 : 마약 과용시 1~2mg을 정주하고 5분 후에 2회량을 투여할 수 있다. 만일 2~3회 투여해도 회복되지 않으면 다른 질병이거나 비아편성 약물임을 나타낸다. 정맥용 주입액은 2mg의 약물을 500mL의 D5W에 가하여 조제하는데 이것은 4mg/mL의 농도에 해당한다. 100mL/h의 속도로 주입하여 시간당 0.4mg을 전달하고 정주가 어려울 때는 근주나 피부밑(피하)주사한다. 기관내 투여시는 정맥주사량의 2~2.5배를 투여한다.
- 주의 : 과민성 환자에게는 투여해서는 안 된다. morphine의존성인 사람에게 투여하면 금단증상을 일으킨다. 주의하고 심한 신장질환 환자는 금기이다.

81 Nifedipine(Adalat) 칼슘 채널 차단제

고혈압의 치료에서 응급약물로 널리 사용되는 칼슘 채널 차단제이다. 주로 동맥의 말초 혈관을 둘러싼 민무늬근(평활근)의 이완을 일으키는데 이 이완작용은 말초혈관 이완, 말초혈관 저항감소와 수축기 및 확장기혈압을 가져온다. 또한 협심증에서 관상동맥 구축(경축)을 감소시키는 데 효과적이다. 임신과 관련된 고혈압에서 hydralazine을 사용할 수 없을 때 대신 사용할 수 있다.

- 용법 및 용량 : 혀밑(설하)에 놓기 전에 10mg 캡슐에 몇 개의 작은 구멍을 내야 한다. 심한 고혈압일 때는 초회량 20mg을 입안(경구) 또는 혀밑(설하)로만 투여한다.
- 주의 : 혈압의 현저한 감소를 가져오므로 저혈압 환자에게 투여하여서는 안되고 과민성이 있는 환자는 금기이다.

82 Nitroglycerin(Nitrostate) 혈관확장제

[의사 지시 없이 1·2급구조사 직접 투여 가능]

• 심한 육체적 운동이나 감정의 격동 등으로 유발된 협심증의 통증이 나타날 때 허밑(설하)에 투여하거나 입안(구강)내에 분무하면 즉시 통증이 멈추는 강력한 민무늬근(평활근) 이완제이다.

• 관상 혈관의 혈류를 증가시키고 허혈 심근의 관류를 개선시키며 혈관이완을 일으켜 전부하를 감소시킨다. 감소된 전부하는 심장작업을 감소시키며 이러한 특징이 관상동맥 확장작용과 함께 협심증을 개선시킨다.

– 용법 및 용량 : 통상 협심증에 1정(0.4mg)을 허밑(설하) 투여하고, 필요시 3~5분마다 반복할 수 있다. 병원전 처치에서는 3정 이상 투여하지 않으며 증상이 개선되지 않으면 이송한다.

– 주의 : 뇌혈관 이완으로 인해 두통이 가장 일반적인 부작용이며 현기증, 피부발적, 구갈, 욕지기(오심), 구토 등의 부작용이 나타날 수도 있다. 이 약은 일단 개봉하면 빨리 변질되므로 빛을 차단하여 보관하여야 한다. 저혈압이나 뇌압이 증가되어 있는 경우, 쇼크 상태의 환자에게는 금기이다.

83 Nitroprusside 혈관이완제

• 혈관확장제로 고혈압위기에 사용하며 말초동맥과 정맥 모두 확장시킨다. 민무늬근(평활근)에 직접 작용하여 강력한 혈관확장을 일으키므로 주로 고혈압성 응급상황에서 사용한다.

• 외과적 수술 시 출혈을 감소시키기 위해 혈압을 급속히 하강시키고자 할 때도 사용한다.

– 용법 및 용량 : 50mg을 2~3mL의 5% 수용액에 용해한 후 250~1,000mL 5% 수용액에 넣어 희석하여 사용한다.

– 주의 : 광선에 예민하므로 차광하여 주입하고 급격한 혈관확장과 혈압 하강으로 인한 2차적 증상이 나타날 수 있으므로 주의한다.

84 Nitrous Oxide(Nitronox) 진통제, 마취가스

• 무색, 무미, 무취의 기체로서 임상적으로 사용하는 유일한 무기성 기체로 가스를 마시면 웃음이 자꾸 나와 일명 소기(笑氣)라고도 한다. 20%의 산소와 같이 투여시 외과적 수술을 수행하기에는 불충분하므로 티오펜탈(thiopental)같은 것과 같이 사용하거나 80% 이상의 농도로 흡입시킬 때만이 단독으로 마취제로 사용될 수 있으므로 저산소증의 위험이 따른다.

• 산소와 70% Nitrous Oxide의 존재하에서 강력한 흡입마취제의 농도를 줄일 수 있으며 할로겐화 마취제를 Nitrous Oxide와 병용하면 적은 용량으로 호흡과 순환을 덜 억제시키고 마취로부터 빨리 회복시킬 수 있다.

• Nitronox는 강한 진통효과를 지닌 50% 일산화질소와 50% 산소의 혼합기체로 병원전 현장에서 흔히 투여되지만 투여를 중단하면 2~5분만에 진통이 소실된다.

– 용법 및 용량 : 20% 산소와 혼합하여 사용하며 통증이 현저히 감소하거나 환자가 마스크를 떨어뜨릴 때까지 계속 투여할 수 있다.

– 주의 : Nitrous Oxide는 근육 이완작용이 없는 약한 마취제로 단독으로 충분한 마취를 시도할 경우나 대량의 Nitrous Oxide가 허파꽈리(폐포)내로 유입될 경우 저산소증을 유발시킬 수 있다. 폭발성이 강하고 회복기에 욕지기(오심), 구토증상이 나타난다. 구두지시를 이해하지 못하는 환자나 알코올중독자, 공기가슴증(기흉)이 의심되는 가슴부위(흉부)손상 환자, 창자(장)협착으로 의심되는 심한 복통환자에게는 투여하지 않는다.

85 Norepinephrine(Levophed) 교감신경 효능제

천연의 catecholamine으로 α와 β아드레날린성 수용체에 모두 작용하나 α수용체에 대한 작용이 훨씬 강하여 강한 말초혈관 수축제로 작용한다. 이 혈관수축은 심인성 쇼크와 저혈압 증후에서 혈압을 상승시키는 작용을 한다. 또한 콩팥(신장)과 창자사이막(장간막)의 혈관을 수축시키므로 dopamine이 듣지 않는 증후에도 사용된다.

– 용법 및 용량 : 0.5~30μg/min이며 충분한 혈압을 유지하기 위해 더 많은 용량을 투여할 수 있다. 희석액은 500mL 포도당에 8mg을 넣어서 제조한다. 입안(경구)투여로는 효과가 없으므로 주사하지만 피부밑(피하)주사는 거의 흡수되지 않는다.

– 주의 : 효과가 강력하므로 위험한 고혈압을 예방하기

위하여 5~10분마다 혈압을 측정해야 하며 저혈액성 저혈압 환자에게는 투여해서는 안된다. 혈관외로 유출되면 국소조직이 괴사되므로 가능한 대정맥으로 투여한다. 불안, 떨림(진전), 두통, 현기증, 구토 등의 부작용이 있으며 말초혈관수축에 대한 반작용으로 느린맥(서맥)을 일으킬 수 있다.

86 Oxygen 산소

- 무색, 무미, 무취의 기체로 호흡기를 통해 신체로 들어가서 헤모글로빈에 의해 세포내로 운반된다. 이는 포도당이 에너지로 분해되는 데 필요하며 산소투여 후 작용발현은 신속하다.
- 고농도의 산소투여는 허파꽈리(폐포)내 산소농도를 증가시키고 이것은 헤모글로빈의 산소농도를 증가시킨다. 저산소증 때 투여하고 모든 형태의 외상, 약물 응급상태, 심장허혈, 호흡곤란 시 투여한다.
- 공급용 산소통은 D(400L), E(660L), M(3,000L) 등이 있으며 산소전달장치에 따라 다음과 같은 유속으로 투여한다.
  - 용법 및 용량 : 환자의 증상에 따라 달라지며 병원전처치에서는 가능한 한 고농도를 투여한다. 일반적인 용량은 심정지나 기타 위급시에는 100% 산소를 투여하고 만성폐쇄성 허파(폐)질환 시는 35% 농도가 좋다.
  - 질환에 따른 O_2처치
    * 심정지 및 중환자는 100%
    * 만성폐쇄성 폐질환자는 보통 35%를 투여하고 필요 시 증량한다.
    * 분당 6L 이상 투여시는 상기도 점막의 건조를 막기 위해 가습기를 사용한다.
    * 소아는 24~100% 범위를 투여한다.
  - 주의 : 부작용은 거의 없으나 습기가 없는 산소를 고속으로 장시간 투여할 경우 점막을 건조시켜 코(비)출혈을 일으킬 수 있다. 40% 이상의 농도를 유아에게 장시간 투여할 경우 후부 수정체의 섬유증식증으로 맹인이 될 수 있으니 주의한다. 성인도 60% 이상 흡입 시는 허파(폐)자극, 울혈, 확장부전증 등이 생기며 중추신경계의 장애도 유발되므로 주의하여 투여한다.

87 Oxytocin(Pitocin) 자궁수축제

- 자궁근에 대해 강력하고 선택적인 흥분효과를 나타내며 자연분만 시작시 정상때보다 2배 정도의 혈장 oxytocin 농도가 상승한다. 자궁목(경부) 및 질에서부터 오는 감각자극, 유방자극 등은 뇌하수체 뒤(후)엽으로부터 oxytocin분비를 유도하며 oxytocin은 젖샘(유선)의 포상통로들을 둘러싸고 있는 근상피 세포층을 수축시킨다. estrogen농도가 낮을 때는 효과가 훨씬 감소되며 젖샘(유선)의 근상피는 매우 높은 반응성을 보인다.
- 심혈관계에서는 다량 투여 시 일시적으로 혈관 민무늬근(평활근)에 대한 직접적인 이완효과를 가진다. 수유 시 유방의 울혈을 완화시키며 불충분한 젖(유즙)유출로 인해 수유가 충분하지 못할 때 코안(비강)내 투여를 하면 효과적이다. 분만 후 자궁수축을 일으키는 데 효과적이므로 분만 후 출혈을 조절하는 데 사용된다.
  - 용법 및 용량 : 비경구적으로 투여 시 어느 경로로 투여하여도 효과적이며 분만 후 지혈을 목적으로 할 경우, 3~20 단위를 태반 유출 후 근주하고, 10~20 단위를 500 또는 1,000mL의 D_5W 또는 락테이트 링거액에 녹여서 출혈과 자궁 반응정도에 따라 적정한다.
  - 주의 : 투여 전에 아기와 태반이 완전히 나왔는지 자궁내에 또 다른 태아가 없는지 확인하는 것이 필수이다. 과량 투여 시 자궁에 과도한 자극을 일으켜 자궁파열을 일으킬 수 있으니 주의하고 생명징후와 자궁긴장도를 검사하여야 한다. 저혈압, 부정맥, 빠른맥(빈맥), 발작, 혼수, 욕지기(오심) 및 구토 등의 부작용이 우려되므로 주의하고, 특히 출산전에 투여할 경우 태아에게 저산소증, 질식, 부정맥과 머리뼈내(두개내) 출혈을 일으킬 수 있으므로 주의한다.

88 Penicillin 항생제

- penicillium notatum에서 생산되는 항생물질로 화학적으로 여러 종류가 있으며 각각 그 흡수 배설에 있어서 다른 점이 있으나, 대체적으로 미생물의 세포벽합성에 억제작용을 나타내 살균작용을 한다. 수종의 세균에 대해 항균작용을 하는데 그중 가장 예민하게 작용하는 것이 그람양성균이다. 수용액은 정주나 근주시 신속히 흡

수되어 주사 후 15분이면 혈중농도가 최고가 된다. 배설도 1시간 후에 대부분 이루어지며 직접독성은 거의 없고 부작용도 드물지만 과민반응으로 allergy성 발열, 두통, 복통, 두드러기(담마진), 습진, 피부염 등을 볼 수 있다.

• 천연 Penicillin은 측쇄의 구조에 따라 Penicillin F, Penicillin G, Penicillin X, Penicillin K, Penicillin V 로 분류할 수 있으며 이들의 적응증과 사용량은 다소 차이가 있다.

  - 용법 및 용량 : Penicillin G의 경우 소아는 1일 kg당 25,000~90,000unit를 3~6회 분할 입안(경구)투여하고, 성인은 1일 600,000~1,600,000unit를 투여한다. 류마티스열 예방에는 200,000unit씩 1일 2회 투여한다. Penicillin V의 경우는 125~250mg씩 1일 3회 입안(경구)투여한다.

  - 주의 : 가장 중증의 부작용으로 anaphylaxis가 일어나게 되는데 5~10분내에 욕지기(오심), 어지러움(현훈), 두통, 호흡곤란, cyanosis등이 오고 혈압이 떨어져 생명이 위독한데 이때는 adrenaline, 항histamin제, 강심제 등을 주사해야 한다.

89 Pentobarbital sodium 진정제, 최면제

사이뇌(뇌간)의 그물활성계(망상활성계)에서 일차적으로 뇌세포 활동성을 저하시킨다. 선택적으로 시상하부의 후방부, 둘레계통(변연계)의 뉴런을 억제한다. 불면증, 마취전 투약, 경련상태의 억제, 불안과 긴장의 진정, 전신마취의 도입에 이용된다.

  - 용법 및 용량 : 초회 100mg 정주하고 효과가 불충분하면 50mg을 추가 투여한다. 소아 및 허약자는 50mg을 투여하고 근주시는 1회 250mg 이내를 투여한다.

  - 주의 : 졸림, 현기증, 설사, 변비, 욕지기(오심), 저혈압, 느린맥(서맥), 혈소판감소증 등의 부작용이 우려되므로 주의하고 과민성 환자나 호흡기 억압환자, 심한 콩팥질환 환자는 금기이다.

90 Phenobarbital(Luminal) 항간질제, 항경련제

처음으로 발견된 항간질제로 선택적인 항경련작용이 있으

며 비교적 독성이 적고 값이 싸고 효과가 좋아 항간질제로 널리 쓰인다. 대발작과 겉질 국소발작에 유용하나 소발작이나 유아경련 등에는 효과가 없다. 불면과 불안치료에 쓰이며 운동성 발작이나 전간중적 상태, 급성 불안상태일 때 이용된다.

  - 용법 및 용량 : 소아의 처음 용량은 3~6mg/kg으로 2번에 나누어 투여하고 전간중적상태일 때는 100~250mg을 서서히 정주한다. 진정제로 이용할 때는 30~120mg을 1일 2~3회, 수면제로는 100~320mg, 항경련제로는 1일 2~3회 50~100mg을 입안(경구)투여한다.

  - 주의 : 진정이 가장 흔한 부작용이나 장기 투여시는 이에 대한 내성이 생긴다. 눈떨림(안구진탕)과 운동실조도 나타나며 아이들에게서는 흥분성, 과운동성 등이 나타나고 노인에게서는 초조와 혼동을 일으킬 수 있으므로 주의한다.

91 Phenylephrine α-아드레날린성 효능제

비catecholamine의 adrenaline작동제로 α_1수용체 흥분제이며 심장의 β수용체에 대한 작용은 약한 약물이다. 주작용은 말초동맥에 대한 작용으로 급성 저혈압의 치료, 코의 충혈제거, 국소마취제와의 병용, 산동제, 녹내장 치료 등 안과 영역에서의 응용이 넓다. 정맥내 투여시는 20분, 피하주사 시에는 50분 정도 반응이 지속된다.

  - 용법 및 용량 : 3시간마다 50mg을 입안(경구)투여하고 2~5mg을 피하주사한다. 비충혈시는 0.25% 용액, 점안제로는 10% 용액을 사용한다.

  - 주의 : 교감신경 작용약과 거의 같은 두통, 흥분, 고혈압, 느린맥(서맥) 등의 부작용을 일으킨다.

92 Phenytoin(Dilantin) 항경련제, 항부정맥제

자발적 심실 탈분극을 억제하는 항경련제로 대발작이나 정신병 환자가 전기경련요법을 받을 때 생기는 발작치료에 필수적이다. 이 약은 중추신경계의 전반적인 기능의 저하를 초래하지 않으면서 항간질효과를 가지고 있다. 항경련제로 쓰이기도 하지만 강심배당체에 의해 발생하는 부정맥에 우수한 치료효과를 나타낸다.

  - 용법 및 용량 : 정맥주사 100mg을 매 5분마다 부정

맥이 정지될 때까지 주사하며 1g을 초과하지 않는다. 또는 매분 50mg을 총량 700mg 투여한다. 입안(경구)투여는 첫날 15mg/kg, 유지량 4~6mg/kg을 1~2회 내복한다. 기도삽관을 통한 주입도 가능하다.

- 주의 : 현훈(어지러움), 구토, 심박출량 감소, 혈압하강 등의 부작용이 우려되므로 주의한다. 빠른맥(빈맥)과 고도의 심장 차단이 있는 경우에는 금기이며 발작에 대하여 만성적으로 약을 복용하고 있는 환자에게는 혈중농도를 측정하기 전에 투여해서는 안된다.

93 Povidon-iodine(Betadine) 살균제, 소독제

폴리비닐피로리돈(polyvinyl pyrrolidone)과 iodine의 수용성 복합체로 지노베타딘은 칸디다성 질염, 트리코모나스성 질염 및 기타 질감염증, 분만 및 산부인과 수술전후 좌욕, 살균소독 등에 주로 이용하며 povidone-iodide는 열상, 화상, 창상의 살균소독, 궤양, 농양, 감염피부면의 살균소독, 복강내 관주 소독, 주사 및 카테타 부위 소독에 쓰인다.

- 용법 및 용량 : 세정액은 15~30mL를 온수 약 1L에 희석하여 질내외를 수회 세정하고 좌제는 1일 1회 1좌제를 질내 깊숙이 삽입한다. 포비돈 요오드액은 1일 수회 적당량 도포한다.
- 주의 : 살정작용이 있으므로 수태하고자 할 경우에는 사용을 중지하고 요오드 과민증환자는 금기이다.

94 Procainamide(Pronestyl) 항부정맥제

- procaine과는 달리 ester결합(-CO·O-)이 amide 결합(-CO·NH-)으로 바뀐 것으로 심장작용은 quinidine과 매우 비슷하며 불응기의 연장, 흥분성의 저하, 흥분전도속도의 저하가 나타난다. .심실 이소성을 억제하는 데 효과적이며 lidocaine이 심실성 부정맥을 억제하지 못하는 경우에 효과적이다. 또한 심장내 다양한 심박조율 위치의 자동성을 감소시키며 lidocaine보다 심실내 전도를 훨씬 큰 정도로 느리게 한다. 심근경색 발생 직후인 심실성 부정맥에 대해서도 특효적으로 작용하며 소화관에서의 흡수가 양호하여 주로 내복으로 사용하지만 주사로서 투여하는 경우도 있다.

- 용법 및 용량 : 입안(경구)투여 시 초회량은 1g, 필요에 따라 0.5~1g을 4~6시간 간격으로 투여하고 근

주 시는 0.5~1g을 입안(경구)치료가 가능할 때까지 6시간마다 반복 투여한다. 정주 시는 100mg을 5분 동안 직접 정맥내로 투여하고 50mg/min을 초과해서는 안 된다.

- 주의 : 심한 저혈압에 주의한다. 발작성 심실박동 급속이 나타날 수 있다.

95 Promethazine(Phenergan) 항히스타민제, 진토제

진정효과가 있으며 히스타민에 대항하여 혈관, 소화기계, 호흡기계에 작용한다. 즉 히스타민의 약리적 효과를 차단함으로써 알레르기반응을 감소시킨다. 벌레물린데, 가벼운 화상, 피부가려움증, 욕지기(오심), 구토, 멀미, x-ray에 의한 피부자극 시 이용한다. 진토작용도 나타낸다. 가끔 진통제의 효과를 증진시키기 위해 마약과 함께 투여하기도 한다.

- 용법 및 용량 : 성인 1회 25~50mg, 진토제로 이용할 경우 25mg씩 필요시 복용하고 연고제인 경우에 1일 3~4회 환부에 엷게 도포한다.
- 주의 : 감염성이나 염증성 피부질환, 습진, 삼출성 병소에는 사용하지 않으며 혼수상태에 있는 환자나 많은 양의 우울제를 복용한 환자에게는 금기이다.

96 Propranolol(Indenol) 항고혈압제, 항협심제, 말초성교감신경억제제

심장에 대해서 두 가지 기전으로 작용하는데, 그 하나는 아드레날린 신경섬유에서 유리된 카테콜라민(catecholamine)의 작용을 차단하는 것이고, 다른 하나는 심근에 대한 직접작용으로 확장기 탈분극 속도를 감소시키고 전도속도와 불응기를 감소시키며 심근의 변력작용(inotropic action)을 감퇴시킨다. 부적인 변력성, 변시성, 변전성의 비율을 가진 비선택적 β-아드레날린성 차단제로 기외수축, 발작성 빠른맥(빈맥)의 예방, 빠른맥(빈맥)성 심방세동, 갈색세포종, 동성빈박, 협심증, 고혈압, 국소마취작용, 심근수축력 억제작용등에 효과적으로 이용된다. 이는 내인성 교감 신경의 유사작용이 없으며 세포막 안정효과가 크고 지방 용해도가 큰 β수용체 봉쇄제이다. 편두통 예방제로 좋으며 심장에 대한 아드레날린성

흥분작용을 봉쇄하여 부정맥 치료효과를 나타낸다. 심박 동수의 증가를 억제하고 digitalis에 의해 심박 조율기 능력이 항진되었을 때 그 억제 작용이 더욱 현저하다. 또한 항갑상선 약제나 방사성 요오드에 대한 반응을 기다리는 동안 확실하고 신속하게 증상을 완화하는데 효과가 있으며 치명적 합병증인 갑상선위기(thyroid storm)에 대해 대단히 유효하다.

- 용법 및 용량 : 입안(경구)투여시 6시간마다 20~40mg이지만 환자의 반응에 따라 조절한다. 고혈압에는 초회량 1일 80mg을 투여하며 협심증에는 10~20mg을 1일 3~4회 투여한다. 장기간 치료를 위할 때는 1일 40~80mg씩 입안(경구)투여한다.
- 주의 : 위장장애, 두통, 느린맥(서맥), 심부전 등을 동반할 수 있으므로, 특히 심근경색인 경우에는 주의하고 기관지천식을 악화시킬 수 있으므로 주의하여 투여한다. propranolol을 복용중인 환자는 epinephrine투여 시 과도한 혈압상승과 느린맥(서맥)이 발생할 수 있다.

97 Racemic epinephrine(micro NEFRIN)(Vaponefrin) 교감신경 효능제

epinephrine 화합물과 화학적으로 다소 다르며 어린이들의 후두염(croup)을 치료하는 데 자주 이용된다. 이 제제는 α와 β아드레날린성 수용체를 모두 자극시키지만 β_2 수용체에 좀더 친화력이 있어 기관지 이완을 일으킨다. 또한 후두염과 연관된 성문부종(subglottic edema)을 감소시키는 데 어느 정도 효과가 있다.

- 용법 및 용량 : 흡입으로만 투여되고 2mL의 생리식염수에 0.25~0.75mL의 racemic epinephrine를 희석하여 표준 에어로졸 분무기로 투여한다. 1회만 사용하고 반복 투여해서는 안 된다.
- 주의 : 빠른맥(빈맥)과 부정맥을 초래할 수 있으므로 생명 징후를 모니터해야 한다. 후두개염 치료에는 사용하지 않는다.

98 Rifampin 항생제, 항결핵제

대부분의 G(+)세균 및 Escherichia coli, Pseudomonas, indole-positive 등 많은 G(-)세균의 성

장을 억제한다. 결핵증 치료에 가장 효과적이며, 특히 Staphylococcus aureus에 대해 매우 강력한 효과가 있으며 수막구균질환이나 H. influenzae에도 매우 유효하다. mycobacteria나 다른 미생물의 DNA 의존성 RNA 중합효소를 억제해서 RNA 사슬형성의 초기단계를 억제한다.

- 용법 및 용량 : 1주에 2회 이하로 투여하거나 1일 1,200mg 이상 투여하면 발열, 오한, 근육통 등이 나타나므로 이러한 방법으로 투여해서는 안된다. 최소 억제 농도는 1μg/mL 이하이다. 소아는 1일 1회 10~20mg/kg, 성인은 1일 1회 600mg을 투여한다.
- 주의 : 많은 부작용은 없으나 발진, 발열, 욕지기(오심), 구토가 일어나며 가장 중요한 문제는 만성 간질환 환자나 알코올중독인 경우에 황달의 출현이다. 임신중의 안전성은 확실하지 않으며 뇌수막염 질환의 치료에는 사용하지 않는다.

99 Salicylates 해열 진통제

- 진통, 해열, 소염, 항류마티스, 항알레르기, 요산배설, 혈소판 응집 억제작용 등을 나타내며 정상인에게는 500mg을 투여해도 아무 효과가 없는데 가끔 졸음이 온다는 사람도 있다. 동통이 있거나 열이 있는 환자에게 투여하면 그 효과는 매우 뚜렷해진다. Salicylates유도체들의 해열진통작용은 Cyclooxygenase의 차단에 의해 나타나는 효과이다.
- Acetyl salicylic acid(aspirin), Sodium salicylate(salso), Salicylamide(salrin), Coated acetylsalicylic acid micrograins(rhonal) 등의 제제 등이 있다.
- 용법 및 용량 : Acetyl salicylic acid(aspirin)은 소아에 있어 해열진통 목적으로 10~15mg/kg씩 1일 4~6회 입안(경구)투여하고 항류마티스 목적으로는 15mg/kg씩 1일 6회 입안(경구)투여한다. 성인은 해열, 진통 목적으로는 1회 500mg씩 1일 4~6회 입안(경구)투여하고 항류마티스 목적으로는 1회 1g씩 1일 4~6회 입안(경구)투여한다. Salicylamide(salrin)은 소염작용은 없고 0.4~0.6g을 입안(경구)투여한다. Coated acetylsalicylic acid micrograins(rhonal)은 1회 500mg 정제를 1일 3회 식후 복용한다.

－주의 : 위장장애, 위장관 출혈, 귀울림(이명), 어지러움, 위궤양, 호흡과다 등의 부작용이 생기므로 주의한다. 15세 이하 소아는 금기이다.

100 Secobarbital(Seconal) 진정 수면제

뇌간의 그물활성계(망상활성계) 활동을 억제하며 시상하부 후방과 둘레계통(변연계)의 신경원을 억압한다. 안정을 시키고 수술전의 두려움을 완화시키는 데 가장 많이 사용되는 barbituric acid유도체로서 단시간형 barbiturate로 입안(경구)투여 30분 후에 작용이 나타나며 3～6시간 지속되는 탐닉성이 강한 수면제이다. 간질시 경련을 경감시키므로 급성 경련상태 치료시에도 이용된다.
 －용법 및 용량 : 수면제로 100mg, 수술전에 200～300mg을 입안(경구)투여한다. 경련시에는 6～7mg/kg을 투여한다.
 －주의 : 강한 탐닉성이 있으므로 장기 복용은 금한다.

101 Serotonin 신경흥분 전달제, 조직 호르몬

5-수산화트리프타민(5-hydroxytryptamine, 5-HT)으로서 식물계에서는 바나나 등에 대량 함유되어 있고 포유동물에서는 전체 serotonin의 90%는 장내 크롬친화성 세포에 존재하며 8% 정도는 혈소판에 있고 나머지 2% 정도는 중추신경내, 특히 시상하부 송과체에 존재하여 행동 및 정서활동과 밀접한 관계를 가지고 있어 신경흥분전달제의 역할을 한다. 순환기에서는 처음에는 일시적인 반사성 혈압하강 작용이 오며 곧 혈압상승 작용이 나타났다가 다시 지속적인 혈압하강 작용이 온다. 또한 기관지 민무늬근(평활근)의 수축작용이 있으며 원심성 신경말단, 신경절, 부신수질 등을 흥분시킨다.

102 Sodium bicarbonate 제산제

$NaHCO_3 + HCl \rightarrow NaCl + H_2O + CO_2$의 반응으로 위산을 중화하며 이산화탄소를 발생한다. 유문부의 pH를 신속히 상승시키기 때문에 gastrin의 분비를 촉진하고 이산화탄소가 위점막을 자극해서 2차적으로 위산분비를 촉진하는 경우도 있다. 탄산수소나트륨 8.4% 주사제는 과산증, 두드러기(담마진), 습진, 체액 산성화 방지, 비뇨기

질환의 소염, 이뇨, 임신구토의 완화, 저나트륨혈증 등에 투여하고 정제는 위산과다, 속쓰림, 대사성 과산증, 설파제에 의한 산성요증 등에 투여한다.
 －용법 및 용량 : 제산제로 0.5～1g씩 1일 3～4회 식후 복용하거나 1회 1～5g씩 피하주사나 정주한다.
 －주의 : 이산화탄소 가스는 위장을 확장시키므로 천공될 우려가 있는 위궤양에는 사용하지 않는다. 콩팥(신장)병, 방광결석, 전해질 불균형 등에는 금기이다.

103 0.9% Sodium chloride(Normal saline) 등장성 결정질액

생리식염액은 154mEq/L의 sodium이온과 약 154mEq/L의 chloride이온을 함유하고 있으며 sodium 농도가 혈액의 농도와 비슷하므로 등장액으로 취급된다. 생리식염액은 특히 열사병 및 당뇨성 케톤산증, 담수익수, 더위와 관련된 질병, 브롬화합물 중독 시 해독제로서 유용하다. 순환 과부하를 일으킬 수 있으므로 울혈성 심부전 환자에게는 사용해서는 안되며 다량의 생리식염액을 투여하면 다른 전해질 결핍이 생길 수 있으므로 락테이트 링거액을 사용하는 것이 좋다.

104 Sodium nitroprusside(Nipride) 항고혈압제, 혈관 이완제

고혈압시 사용하여 말초동맥 및 말초정맥을 모두 이완시켜 말초혈압의 신속한 저하를 일으키는데 이 효과는 약물의 투여속도에 비례한다. 특히 정맥확장은 심장의 전부하를 감소시켜 심박출량도 감소시킨다.
 －용법 및 용량 : 노인은 용량을 감소하고 병원전 단계에서 임신부나 어린이에게 사용해서는 안된다. 50mg의 약물을 500mL D5W에 가하여 100μg/mL의 희석액을 제공한다. 초회량은 0.5μg/kg/min이고 전형적인 용량범위는 0.5～8.0μg/kg/min이다. 비경구적으로 투여하지 않으면 안된다.
 －주의 : 강력한 약물이므로 투여중에 혈압, 맥박, 호흡 상태 등을 지속적으로 측정한다. 약물은 빛에 노출되면 빠르게 불활성화가 되므로 불투명 알루미늄 호일로 싸 두어야 한다.

105 Streptomycin 항균제

페니실린과 달리 유기염기성 화합물이며 감염질환과 주로 결핵치료에 쓰이고 세균성 심내막염, 야토병(tularemia), 페스트(plague) 등에도 매우 유효하다. 병원균의 내성이 급속히 생긴다는 것이 단점이며 인체에서는 제 8뇌신경에 독작용을 나타내어 청각 및 평형장애를 가져온다. 1g은 100만 단위에 해당한다.

- 용법 및 용량 : 1일 1~2g을 근주시 혈액중 농도는 10~15μg/mL에 도달한다. 혈액 중의 농도가 1μg/mL만 되어도 결핵균의 번식을 방해할 수 있다. 결핵에는 스트렙토마이신 황산염(streptomycin sulfate) 0.25~1g을 1일 2~4회 근주한다. 약 60g을 투여하면 내성이 생기므로 1주일에 두 번만 투여하고 파스같은 다른 약과 병용 투여하는 것이 좋다.
- 주의 : 과량 투여시 청각장애, 어지러움, 시각소실, 피부염, 백혈구 감소증 등이 유발되므로 주의한다.

106 Succinylcholine chloride 탈분극성 신경근 차단제

두 분자의 acetylcholine이 결합되어 있는 형태의 화합물이다. 혈장 cholinesterase에 의해 가수분해되는데 환자에 따라 유전적으로 cholinesterase의 활성이 낮은 경우 지속적인 무호흡을 일으킨다. 정맥내 투여시 약 1분 후에 작용이 발현되고 근육이완은 약 2분간 지속되며 8~10분내에 정상으로 회복되는데 점적 투여로 주입율을 조절하여 근육이완을 유지할 수 있다. 근육내 투여시는 약 2~3분후에 작용이 나타난다. 주로 마취시 근육이완이나 기도내에 관을 삽입할 때, 골절이나 탈골시 정상화할 때, 후두경련시 근이완을 목적으로 할 때 이용한다. Lidocaine, Procainamide, 황산마그네슘, β차단제 등은 작용을 증강시킨다.

- 용법 및 용량 : 소아는 1~2mg/kg, 성인은 10~60mg을 투여하고 지속적인 근육이완을 위해서는 처음 투여한 반응을 근거로 계산하여 반복량을 투여한다. 지속 점적 투여시는 2.5mg/min의 비율로 1~2mg/mL을 투여한다.
- 주의 : 호흡억제, 무호흡, 서맥 등의 부작용이 우려되므로 심장혈관계, 신장장애, 심한 화상환자, 과칼륨증

환자는 주의한다.

107 Sulfonamide 세균성 질환에 대한 화학요법제

- 그람양성이나 그람음성세균에 대해 광범위한 항균작용을 하며, 설파제에 감수성을 나타내는 균은 그람양성구균의 포도상구균, 연쇄상구균, 폐렴구균이 있고 그람음성구균에 속하는 수막염균, 임균 및 그람음성막대균(간균)인 폐렴막대균(간균), 대장균, 적리균, 살모넬라균 등이 있다. 몸안(체내)의 흡수는 빠르지만 배설이 늦으므로 장시간 고농도를 유지할 수 있다.
- 세균이 발육하는 데는 p-aminobenzoic acid(PABA)가 필수물질인데 설파제는 세균중에 PABA를 결핍시켜 항균작용을 한다.
- 용법 및 용량 : 원칙적으로 내복하나 불가능할 때는 정주, 근주, 피하주, 체강내주사, 흡입, 살포, 연고, 점안 등 국소 용법도 할 수 있다.
- 주의 : 발열, 피부발진, 급성 용혈성 빈혈, 백혈구 감소증, 혈뇨, 소변감소증(핍뇨)등의 부작용이 우려되며 욕지기(오심), 구토, 식욕부진 증상도 나타나는데 이러한 부작용이 있을 때 는 투약을 중지하고 물이나 중조수를 다량 투여한다.

108 Syrup of Ipecac 최토제, 거담제

- 독물을 입안(경구) 섭취했을 때 구토를 유발시키는 약물인데 위장자극의 반사작용으로 호흡기계의 분비세포를 흥분시켜 거담작용도 한다. 의식이 있는 환자는 위세척이 고통스럽기 때문에 연령 6개월 이상의 환자로 의식이 있고 구토반사(gag reflex)가 있으면 이것을 사용한다.
- 이송 중에도 금기증만 없으면 사용할 수 있고 독물 섭취 후 시간이 경과하였다 하더라도 사용이 가능하다.
- 복용 후 20분 이내에 80%의 소아가, 30분 이내에 95%의 소아가 토한다. 30분이 지나도 구토가 없으면 재차 투여한다.
- 용법 및 용량 : 일반적으로 syrup 15mL를 복용한 후 물 150~200mL나 주스를 마신다. 30분이 지나도 구토가 없으면 한번 더 시행하고 안되면 위세척을 한다. 6~12개월 영아는 10mL, 1~5세는 15mL, 5세

이후 성인은 30mL를 복용한다.

- 주의 : 의식이 혼미하거나 혼수상태일 때, 부식성 물질을 섭취한 경우, 석유산물을 섭취한 경우, 경련환자, 임산부 등은 구토를 금한다. 복용시킨 환자는 토물흡인을 예방하기 위해 앉힌다.

109 Terbutaline(Brethine, Bricany1) 교감신경 효능제, 분만 억제제

β_2수용체에 선택성이 크며 metaproterenol과 유사한 작용으로 기관지천식, 기관지 확장증에 기인한 기관지 경련 완화, 만성기관지염 등에 이용된다. 자궁의 β_2아드레날린성 수용체에 대한 자극은 자궁이완작용을 일으켜 분만을 억제한다.

- 용법 및 용량 : 초회는 0.25mg을 피하주사하고 필요시 30분~1시간 후에 반복투여 한다. 분만진행을 억제할 때는 500mL의 락테이트 링거액이나 식염액에 5mg의 terbutaline을 가하여 제조하여 30mL/h속도로 점적한다. 에어로졸제제 투약시는 1분 간격으로 2회 흡입시키고 1회 분무량은 약 0.2mg이다.
- 주의 : 과민성 환자는 주의하고 교감신경성 효능작용이 있으므로 환자의 생명징후를 검사해야 한다. 심계항진, 불안, 현기증, 신경쇠약, 진전, 부정맥 등의 부작용이 우려된다.

110 Terbutaline sulfate 항 천식제

β_2아드레날린성 수용체에 직접 작용하여 기관지 민무늬근(평활근)을 이완시킨다. 기관지천식, 만성 기관지염, 천식성 기관지염, 기관지 확장으로 인한 폐기종 등에 유효하다.

- 용법 및 용량 : 1일 3회 1회에 성인 1~2정, 소아는 1정을 투여한다.
- 주의 : 진전, 불안, 불면증, 심장마비, 심계항진 등의 부작용이 우려되므로 주의하고 협우각 녹내장환자나 빈맥환자는 금기이다.

111 Tetracaine(pontocaine) 국소마취제

para-aminobenzoic acid 유도체로 정맥내 주사하면 작용과 독성이 procaine보다 10배나 강하다. procaine

은 tetracaine에 allergic한 사람에게 allergy를 유발할 수 있는 가능성이 크다. 감각신경으로부터 신경충동을 억제하여 마취를 유도하는데 표면마취, 침윤마취, 전도마취, 척수마취 등에 이용한다.

- 용법 및 용량 : 척수마취시 고비중 또는 저비중 용액으로 6~15mg, 경막외마취시는 0.15~0.25%액으로 30~60mg, 전달마취시는 0.2%액으로 10~75mg, 1회 최고 100mg을 투여한다. 침윤마취는 0.1%액으로 20~30mg 투여한다.
- 주의 : 발진, 자극 등의 부작용이 있으므로 6세 이하나 패혈증환자, 임부는 주의하고 과민성 환자와 1세 이하 유아는 금기이다.

112 Tetracycline 광범위 항생제

세균의 단백합성과 인산화과정을 억제하여 그람양성 및 음성세균에 대해 광범위하게 항균작용을 한다. 발진티푸스, 발진열, 진드기열, 성병성 임파육아종, 재귀열, 연성하감, 콜레라 등 테트라사이클린 감수성균에 의한 여러 감염균에 유효하다. Chloroquine에 내성이 생긴 열대열말라리아, 이질아메바증 치료제로도 이용되는데 장기간 사용하면 다른 세균이 내성을 갖게 된다. 대부분의 흡수는 위나 상부작은창자(소장)에서 일어나며 공복상태에서 더 잘 흡수되는데 우유제품, 칼슘 및 마그네슘염, 철제제, 건조 수산화알루미늄겔 등과 함께 투여하면 2가와 3가 양이온의 킬레이트(chelation)화 때문에 흡수가 저해된다.

- 용법 및 용량 : 성인은 1일 1g을 4회 분복하고 소아는 1일 25~50m/kg을 4회 분복하는데 증상과 발열이 소실되어도 24~48시간 계속 투여한다.
- 주의 : 고열, 두통, 백혈구 증가증, 용혈성 빈혈, 설염, 다뇨, 다갈, 신부전, 입안염(구내염), 연하곤란 등의 다양한 부작용이 나타나므로 주의하고 과민성 환자나 8세 이하, 임부, 수유부는 가능한 금기이다.

113 Thiamine HCl(Vit. B₁) 수용성 비타민

무의식 환자에게 50% 포도당을 응급 투여할 때 전처치로 쓰이며 Pyruvic acid를 acetyl coenzyme A로 변환시키는 데 필요하고 비타민 B_1결핍증의 예방과 치료, 각기, 비타민 B_1결핍이나 대사장애로 유발된다고 추정되는 근육통, 관절통, 말초신경통 등에 투여한다. 생리적인 작용으로는 탄수화물 대사에 작용하고 심한 결핍은 각기병(beriberi)을 초래한다. 결핍은 주로 신경계와 심혈관계에서 나타난다. 특히 뇌는 thiamine결핍에 민감하다. 만성 알코올 섭취는 thiamine흡수와 이용을 저해하므로 알코올중독자는 결핍증을 가지고 있다. 효모, 맥아, 돼지고기, 동물의 간 등에 많다.

- 용법 및 용량 : 성인의 1일 최소 필요량은 약 1mg인데 이 정도의 용량은 거의 배설되지 않는다. 1~10mg씩 1일 1~3회 복용하며 응급시는 100mg을 정주 또는 근주한다.
- 주의 : 불안정, 출혈, 허탈, 저혈압, 청색증 등의 부작용이 우려되므로 임부는 주의한다.

114 Thiosulfate 해독제

시안화물의 해독작용을 돕기 위해서 20% 수용액 50mL를 정맥내 주사한다.

115 Timolol 비선택적 β-아드레날린성 차단제

국소 마취작용이 없으며 프로프라노롤(propranolol)보다 5~10배나 더 강력하다. 고혈압치료와 심근경색의 재발과 심근경색으로 인한 사망을 줄이는 데 효과적이며 협심증 치료에도 유용하다.

116 Vasopressin 항이뇨제

신세뇨관 상피에서의 수분 재흡수를 촉진하여 강력한 항이뇨작용을 나타내며 혈관수축 작용을 한다. 항이뇨호르몬은 시상하부에서 생성되어 뇌하수체 후엽에 저장되어 있다. 위장관 민무늬근(평활근)과 모든 부분의 혈관, 특히 모세혈관, 소동맥, 소정맥을 수축시키는 작용이 있다. 수술후 복부 팽창의 치료와 예방, 복부 X선 촬영시 방해가스를 제거하기 위해 사용한다.

- 용법 및 용량 : 하수체성 요붕증에는 1일 2~3회 2~10unit를 주사하고, 다뇨의 감별시는 1회 5~10unit를 피하 또는 근주한다. 식도출혈의 긴급처치 시는 20unit를 5% 포도당100~200mL에 용해하

여 10분이상 정주한다. 0.1μg을 1시간 동안 주입하면 최고의 항이뇨효과를 나타내므로 ADH(antidiuretic hormone)이라고도 한다. ADH는 수분이동에 필요한 세공을 넓혀 이동이 잘되게 하는 것으로 생각된다. 소량의 ADH는 Na^+이나 Cl^-배설에 영향은 없으나 대량은 이들 전해질 배설을 촉진시킨다.

- 주의 : 진전, 발한, 어지러움, 창백, 복부구축(경축), 욕지기(오심), 구토, 두드러기(담마진) 등의 부작용이 있으므로 관상동맥질환이 있거나 전간, 편두통, 천식, 심부전증 환자는 주의하고 nitrogen 저류가 있는 만성신장염 환자는 적당한 혈중 질소농도를 얻을 때까지 사용하지 않아야 한다.

117 Verapamil HCl(Isoptin, Calan) 칼슘 길항제

칼슘채널 차단제로서 관상 및 말초혈관의 이완을 일으키고 심근의 산소요구량을 감소시켜 항부정맥약으로 쓰이며 혈압도 감소시킨다. S-A node에 작용하여 심박수를 감소시키므로 빠른맥(빈맥)이 일어나지 않는다. 심근과 혈관 민무늬근(평활근) 세포의 전기적 및 기계적 성질에 대해서 직접적인 영향을 미치며 in vitro에서 굴심방결절(동방결절)의 자동능을 억제한다. 굴심방결절(동방결절)에서 Ca^{++}의 세포내 이동을 억제하여 심박동조율기(pacemaker)를 억제하고 혈관확장 작용(확장은 오로지 세동맥에서만 일어난다)이 있으며, 심장전도근육섬유(Purkinje섬유)의 자발적인 4기 탈분극 속도를 느리게 하고 digitalis 중독에 의한 지연성 후탈분극과 촉발성 활동도 억제한다. 가장 중요한 효과는 방실결절의 전도억제와 유효 불응기 연장이다. 고혈압, 허혈성 심질환, 부정맥 등에 이용한다.

- 용법 및 용량 : 성인 1회 5mg을 1일 3회 서서히 정주하고 정제는 성인 1회 40~80mg을 1일 3회 입안(경구)투여 한다. 총 투여량은 30분에 30mg을 넘어서는 안된다.
- 주의 : 부종, 울혈성 심부전, 저혈압, 야뇨, 다뇨, 우울, 불면증 등의 부작용이 나타나므로 주의하고 심장차단, 수축기 혈압이 90mmHg 이하인 경우는 금기이다.

118 Vitamin A(Retinol) 지용성 비타민

시홍의 재합성을 항진시킨다. retinol은 정상적 세포성장과 분화에 관련하며 glycoprotein 합성에 효과를 미치므로 다양한 표면구조의 구조적 원상(integrity)을 유지한다. 결핍시는 각화증, 안구건조증, 밤소경증(야맹증), 건선(마른비늘증) 등 몇몇 형태의 피부악성 종양이 나타나고 과잉시는 식욕부진, 신경과민증, 가려움증(소양증), 탈모증, 축동, 간장 및 지라(비장)의 증대현상이 나타난다.

- 용법 및 용량 : 1일 최소 필요량 5,000 IU, 예방목적시는 1일 3,000∼5,000 IU를 투여하고 치료량은 1일 5,000∼10,000 IU이다.
- 많이 있는 곳 : 간유, 버터, 달걀, 인삼, 우유, 야채, 과일 등

119 Vitamin B 수용성 비타민

[B_1(Thiamin, Aneurin)]
- 결핍되면 영양장애, 순환기 장애, 신진대사의 기능저하 등을 초래하고 다발성 신경염 또는 각기병 등이 올 수 있다. 특히 신진대사에 중요한 의의가 있어 결핍시는 수분대사 장애로 인한 부종, 설사가 일어나고 탄수화물 대사 장애로 lactic acid, pyruvic acid, adenylic acid 등이 몸안(체내)에 축적된다.
- 보통 소화관에서 흡수되어 여러 장기에 분포되고 일부는 몸안(체내)에서 파괴되어 약 1/10은 요로 배설된다. 각기, 유아각기, 기아부종, 영양장애, 자가중독에 유효하고 신경염, 순환장애, 기타 일반 피로, 쇠약, 각종 신경질환에 광범위하게 이용된다.
  - 용법 및 용량 : 1unit는 결정 0.003mg에 해당되고 필요량은 성인 1일 0.9∼3mg이다.
  - 많이 있는 곳 : 효모, 미맥의 배아, 신선한 야채, 과일, 난황 등에 많다.

[B_2(Riboflavin)]
- 몸안(체내)에서 ATP와 작용하여 FMN(flavin mononucleotide)이 생성되고 adenyl과 작용하여 FAD(flavin adenine dinucleotide)를 생성하는데 이들은 모두 부효소로서 작용한다. 구각염, 입안염(구내

염), 열성질환, 신경염, 잇몸염(치은염), 백내장, 시신경염, ruffgor, 중금속 중독 등에 쓰이고, 생체의 산화 및 환원에 관여한다.
- 결핍시는 성장정지, 피부염, 탈모, 안장애 등을 일으키고 각막염, 입안염(구내염), 지루성 피부염 등을 초래한다.
  - 용법 및 용량 : 성인 1일 2∼3mg이다.
  - 많이 있는 곳 : 어안, 간, 내장, 어란, 효모, 배아, 야채, 과일 등에 함유되어 있다.

[B_6(Pyridoxine)]
- 아미노산 대사에 중요한 의의를 가지며 아미노산의 탈탄산효소의 보효소로서 작용한다.
- pyridoxine 결핍시는 불면, 신경과민, 위장장애 등을 초래하고 피부염, 습진, 두드러기(담마진) 등의 피부질환, 중추신경 기능장애, 불면, 경련, 근무력증, pellagra, 임신구토, 말초신경염 등에 응용된다.
  - 용법 및 용량 : 성인 1일 필요량은 1∼2mg이다.
  - 많이 있는 곳 : 동식물계에 널리 분포하고 효모, 소맥 배아, 간장, 근육 등에 많다.

[B_{12}(Cyanocobalamine)]
- 적색 결정체로 Co, P, CN 등을 함유하고 있으며 동물의 창자내 박테리아에 의해 생산된다.
- 위점막에서 형성되는 내인자가 없으면 흡수가 잘 안되므로 악성빈혈의 경로제제 투여시 병용하여 응용한다.
  - 용법 및 용량 : 악성빈혈에 성인 1회 1,000㎍을 2∼3일 간격으로 5회 투여하고 악성빈혈 진단시는 1,000㎍을 1회 투여한다. 항생제는 효과를 방해하므로 병용을 금한다.
  - 많이 있는 곳 : 간, 콩팥(신장), 우유, 계란 등에 함유되어 있다.

120 Vitamin C(Ascorbic acid) 수용성 비타민

- 강한 환원성 물질로 많은 효소활동에 적합한 산화 환원 조건을 유지시킨다. tyrosine대사에 필요하며 철분의 흡수를 촉진시키고 folic acid의 folinic acid로의 전환과 dopamine β-hydroxylase 형성의 보조제이며 유리기 포착제로 작용한다.

- 결핍시에는 괴혈병, 모세혈관 결체조직 및 뼈를 약화시키는 증상을 나타내며 간의 복합기능 산화효소의 활성이 감소되어 약물 및 몸안(체내) 이물질의 대사가 지연된다. 괴혈병 치료 및 예방제, 소모성 질환, 임산부, 수유부, 수술 후에 많이 이용한다.
- 과량 투여시 콩팥돌(신장결석), 뇨의 산성화, 수산염 결석의 침전을 일으킬 수 있으며 욕지기(오심), 구토, 설사 등의 위장장애도 있을 수 있다.
  - 용법 및 용량 : 결핍증 예방에는 25~75mg을 입안(경구)투여하고 치료량은 1일 300~500mg을 2회 분할투여한다. 주사제는 300~500mg을 10% 포도당에 혼합하여 정주한다.
  - 많이 있는 곳 : 과일, 야채에 많고 뇌하수체, 부신, 간장, 수정체 등에 많이 존재한다.

121 Vitamin D 지용성 비타민

- D_2(calciferol) 및 D_3(cholecalciferol)가 있으며 이 두 화합물의 차이점은 측쇄구조가 다르다. 창자관에서 calcium 및 인산의 흡수를 항진시키고 혈중농도를 증가시키며 신진대사를 조절하여 calcium phosphate의 복합체 형성을 촉진시킨다.
- 결핍시 구루병, 골연화증, 임부, 수유부의 뼈대(골격)와 치아에서 석회탈락과 혈액의 응고능력의 저하가 일어나며 과잉시는 탈모, 체중감소, 설사, 경련을 일으키고 장위축, 대동맥, 심장이나 허파(폐)등에 석회침착을 초래한다.
  - 용법 및 용량 : 성인 1일 필요량은 $400\mu g$
  - 많이 있는 곳 : 간유, 간, 버터, 우유, 난황 등에는 D_3가 많고 효모, 버섯에는 D_2의 provitamin D가 들어 있다.

122 Vitamin E(Tocopherol) 지용성 비타민

- 항불임성 비타민이라고도 하며 산소에 대해서도 비교적 안정하다.
- 결핍시 남성에 있어서는 고환이 위축되고 정자의 생산이 정지되며 여성은 임신 중에 태아가 사망하고 태반의 기능장애를 일으킨다.
- 일반적으로 세포의 발육, 신체성장촉진, 특히 고환세포

의 증식을 왕성하게 하고 태아의 세포에 대한 작용이 크다. 습관성 유산, 젖(유즙)분비 부족, 남자 생식력 감퇴, 정충결핍, 불임증, 순환기능 퇴행 등에 사용하고 동맥경화와 동상 등에도 이용한다.
  - 용법 및 용량 : 1cc중 약 10mg을 함유하는 데 1일 필요량은 10~30mg이다.
  - 많이 있는 곳 : 다수의 식물, 즉 엽, 종자, 곡류, 우유, 난황, 어육, 버터 등에 존재한다.

123 Vitamin F(Linoleic acid) 지용성 비타민

결핍시 백서에 피부질환, 번식장애 등을 일으킨다. 동맥경화증의 치료와 예방에 탈cholesterol제로 사용한다.

124 Vitamin K 지용성 비타민(수용성도 생산된다)

- 옅은 황색 고체로 간에서 prothrombin 생산, Factor Ⅶ, Ⅸ, Ⅹ등의 합성에 필수적이고 혈중 thrombin치를 정상으로 유지하며 지혈작용(혈액응고 촉진작용)을 한다. 구조적으로 K_1, K_2는 천연품이고 K_3는 합성품인데 합성품이 더 유효하다.
- 저prothrombin 혈증과 coumarin계 약물중독증, 신생아출혈, 간경변 및 폐색성 황달 등의 출혈 예방 및 치료에 이용한다.
- 결핍시에는 혈중 prothrombin량을 감소시켜 혈액응고 시간을 지연시키고 과잉시에는 황달과 치명적인 핵황달(kernicterus)을 일으킨다.
  - 용법 및 용량 : 1~2mg을 투여하고 응급시는 대량 투여도 가능하다. Warfarin-Na 중독시 해독제로 쓰인다.
  - 많이 있는 곳 : K_1은 녹색 야채, K_2는 간, 어분 등에 존재하고 장내 세균에 의해 합성도 가능하다.

125 Warfarin-Na(Coumadin정) 항응고제, 살서제

관상혈관 폐쇄치료 보조제, 색전증을 동반한 동맥세동, 혈전증의 예방 및 치료에 이용된다. warfarin-Na의 중독시 해독제로 Vit. K가 이용된다. 가장 많이 사용되는 쥐약이며 자살 목적으로 매일 1~2mg/kg을 6일간 섭취할 경우에는 심한 질병이 나타난다.

−용법 및 용량 : 성인은 첫날 40∼60mg으로 시작하고 prothrombin시간이 정상의 약 25%로 안정시 유지량은 1일 2∼10mg이며 노인은 20∼30mg으로 시작하고 보통 1일 2∼10mg을 투여한다.

−주의 : 투여 중지는 서서히 하고 미리 투약받은 약은 뚜껑을 잘 덮는다. 알코올 중독자와 노인은 주의한다.

001

• 항히스타민제의 약리작용 :
 −모세혈관 투과성 증가 억제
 −히스타민에 의한 부종 감소
 −중추신경계에 대한 진정작용
 −아세틸콜린의 방출억제 등

0001

항히스타민제의 약리작용으로 옳은 것은?

┃ 보기 ┃

| 가. 모세혈관 투과성 증가 억제 | 나. 진정작용 |
| 다. 아세틸콜린의 방출억제 | 라. 모세혈관 확장 |

① 가, 나, 다   ② 가, 다   ③ 나, 라   ④ 라   ⑤ 가, 나, 다, 라

✛ 문헌 구본기 외, 임상약리학, 정문각, 2005, p.177

002

• 항히스타민제 복용환자에게서 나타날 수 있는 부작용 :
 −고혈압, 저혈압, 빈맥, 시력저하, 어지러움, 착란, 졸음, 흥분, 불면증, 역설적인 흥분, 초조, 진정, 이명, 식욕감퇴, 변비, 설사, 구갈, 발기부전, 핍뇨, 비출혈 등

0002

항히스타민제 복용환자에게서 나타날 수 있는 부작용으로 옳은 것은?

┃ 보기 ┃

| 가. 고혈압 | 나. 빈맥 | 다. 시력 저하 | 라. 어지러움 |

① 가, 나, 다   ② 가, 다   ③ 나, 라   ④ 라   ⑤ 가, 나, 다, 라

✛ 문헌 구본기 외, 임상약리학, 정문각, 2005, p.177

003

• 항히스타민제를 오래 사용하면 내성이 생길 수 있다. 약효가 떨어지면 다른 항히스타민제를 투여한다.
• 항히스타민제를 투여하는 동안에는 알코올이나 안정제의 사용은 피한다.

0003

노인환자에게 항히스타민제를 투여할 경우 고려해야할 사항으로 옳은 것은?

┃ 보기 ┃

| 가. 다량의 물을 마시도록 한다 | 나. 투여한 약물은 바꾸지 않는다 |
| 다. 투여량은 점진적으로 증량 한다 | 라. 안정제와 동시투여가 가능하다 |

① 가, 나, 다   ② 가, 다   ③ 나, 라   ④ 라   ⑤ 가, 나, 다, 라

✛ 문헌 구본기 외, 임상약리학, 정문각, 2005, p.181

004

• 진해제의 주작용은 마약 성분의 유무에 따라 다르다.

0004

진해제의 작용에 관한 내용이다. A, B에 적절한 용어는?

┃ 보기 ┃

(A)진해제는 연수 부위의 해소중추에 직접 작용하여 기침반사를 억제하고, (B)진해제는 기도, 폐, 흉막의 신장 수용체를 마비시키거나 활성을 감소시켜 기침반사를 줄일 수 있다.

	①	②	③	④	⑤
A	마약성	비마약성	알코올성	비알코올성	교감성
B	비마약성	마약성	비알코올성	알코올성	부교감성

✛ 문헌 구본기 외, 임상약리학, 정문각, 2005, p.182

0005

진해제의 유해작용으로 옳은 것은?

| 보기 |
| 가. 변비 나. 졸음 다. 구갈 라. 기립성저혈압 |

① 가, 나, 다 ② 가, 다 ③ 나, 라 ④ 라 ⑤ 가, 나, 다, 라

✛ 문헌 구본기 외, 임상약리학, 정문각, 2005, p.182

0006

천식 치료약물인 cromolyn의 주작용으로 옳은 것은?

① 연수 자극으로 항천식작용 유도 ② 중추신경 억제로 점액분비 감소

③ 감작된 비만세포의 탈과립 억제 ④ 기침반사의 억압

⑤ 히스타민에 의한 기도부종 감소

✛ 문헌 구본기 외, 임상약리학, 정문각, 2005, p.184

0007

Xanthine 유도체의 기관지확장 기전은?

① 평활근 세포의 이완 ② 평활근 세포의 수축 ③ 교감신경 흥분성 증가

④ 교감신경 흥분성 감소 ⑤ 부교감신경 흥분성 증가

✛ 문헌 구본기 외, 임상약리학, 정문각, 2005, p.186

0008

기관지확장과 이뇨를 촉진하여 급성폐부종을 치료하는데 효과적인 약물은?

① Corticosteroids ② Antihistamines ③ Penicillin제제

④ Xanthine 유도체 ⑤ Sulfonamides

✛ 문헌 구본기 외, 임상약리학, 정문각, 2005, p.188

0005

• 진해제의 유해작용 : 변비, 졸음, 구갈, 기립성저혈압, 오심 등

0006

• cromolyn의 주작용은 감작된 비만세포의 탈과립을 억제함으로써 간접적으로 항천식작용을 나타낸다.

0007

• Xanthine 유도체는 기관지 평활근 세포를 이완시킴으로써 기관지를 확장시킨다

0008

• Xanthine 유도체는 급성과 만성 천식, 기관지염, 폐기종과 신생아 질식 때 기관지경련의 증상을 치료하고, 기관지확장과 이뇨를 촉진하여 급성폐부종을 치료하는데 효과적이다.

0009

• Penicillin은 세균의 세포벽 성분 중 mucopeptide의 합성을 방해한다.

0010

• 질산염(Nitrates)은 혈관평활근에 직접 작용하여 동맥과 정맥을 이완시키며, 동맥혈관 이완으로 전신 혈관저항이 감소하여 심장의 후부하가 감소되고, 정맥혈관 이완으로 혈액의 정맥내 저류가 발생하여 심장으로 되돌아오는 혈액이 감소하여 전부하도 감소된다. 결과적으로 심근의 산소소모량이 감소하게 된다. 또한, 부행성(collateral) 소관상동맥의 이용을 증가시켜 심근내벽의 관류를 개선시킨다.

0011

• 칼슘통로차단제는 세포막을 통한 칼슘이온의 이동을 억제함으로써 충동전달에 필요한 세포내 칼슘량을 감소시킨다. 이러한 약물들은 혈관평활근에 작용하여 관상동맥 및 소동맥을 이완시켜 심근조직에 산소공급을 증가시킨다.

0012

• isoniazid는 항결핵제이다.

0009

Penicillin의 약물작용기전으로 옳은 것은?

① 세균을 직접적으로 사멸시킨다.

② 세균의 세포벽 성분 중 mucopeptide의 합성을 방해한다.

③ 세균의 핵내 DNA합성을 방해한다.

④ 세균내 mitochondria대사방해로 ATP생산을 억제시킨다.

⑤ 세균의 세포분열을 차단시킨다.

✤ 문헌 구본기 외, 임상약리학, 정문각, 2005, p.206

0010

질산염(Nitrates)투여 시 심장에 나타날 수 있는 상태로 옳은 것은?

┃보기┃
| 가. 후부하 감소 | 나. 전부하 감소 |
| 다. 심근 산소소모량 감소 | 라. 심근내벽의 관류개선 |

① 가, 나, 다　　② 가, 다　　③ 나, 라　　④ 라　　⑤ 가, 나, 다, 라

✤ 문헌 구본기 외, 임상약리학, 정문각, 2005, p.263

0011

칼슘통로차단제의 약리적인 기전으로 옳은 것은?

① 세포내 칼슘을 탄산과 결합시켜 침전시킨다.

② 세포막을 통한 칼슘이온의 이동을 억제한다.

③ 혈관평활근에 작용하여 소동맥을 수축시킨다.

④ 심근조직의 산소공급을 감소시킨다.

⑤ 심근조직의 긴장을 완화시킨다.

✤ 문헌 구본기 외, 임상약리학, 정문각, 2005, p.263

0012

급성 협심증의 통증 제거에 주로 사용되는 약물로 옳은 것은?

┃보기┃
| 가. amylnitrite | 나. nitroglycerin |
| 다. isosorbide dinitrate | 라. isoniazid |

① 가, 나, 다　　② 가, 다　　③ 나, 라　　④ 라　　⑤ 가, 나, 다, 라

✤ 문헌 구본기 외, 임상약리학, 정문각, 2005, p.264

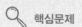 핵심문제

다음과 같은 작용으로 심장의 전기적인 불규칙현상을 개선하는 항부정맥제는?

보기

나트륨이온에 의한 빠른 내향성 전류를 느리게 하여 심방과 심실근의 유효불응기를 연장시킨다.

① propranolol   ② esmolol   ③ amiodarone

④ verapamil   ⑤ procainamide

✛ 문헌 구본기 외, 임상약리학, 정문각, 2005, p.269

0014

다음과 같은 작용으로 심장의 전기적인 불규칙현상을 개선하는 항부정맥제는?

보기

활동전위기간 또는 세포에서 전기적인 충동이 머무는 시간을 연장시킨다.

① propranolol   ② esmolol   ③ amiodarone

④ verapamil   ⑤ procainamide

✛ 문헌 구본기 외, 임상약리학, 정문각, 2005, p.269

0015

다음과 같은 작용으로 심장의 전기적인 불규칙현상을 개선하는 항부정맥제는?

보기

심장에 대한 교감신경 흥분성을 약화시킨다.

① propranolol   ② esmolol   ③ amiodarone

④ verapamil   ⑤ procainamide

✛ 문헌 구본기 외, 임상약리학, 정문각, 2005, p.269

0016

다음과 같은 작용으로 심장의 전기적인 불규칙현상을 개선하는 항부정맥제는?

보기

심근세포내로 칼슘이 들어가는 것을 선택적으로 차단하고 방실결절에서 유효불응기를 연장시킨다.

① propranolol   ② esmolol   ③ amiodarone

④ verapamil   ⑤ procainamide

✛ 문헌 구본기 외, 임상약리학, 정문각, 2005, p.269

해설

13

• 항부정맥제는 다음과 같은 4가지 작용방식으로 심장의 전기적 불규칙 현상을 개선한다.

– 제1군 약물(quinidine, procainamide, disopyramide, lidocaine 등) : 나트륨이온에 의한 빠른 내향성 전류를 느리게 하여 심방과 심실근의 유효불응기를 연장시킨다.

– 제2군 약물(propranolol, esmolol, acebutolol 같은 β차단제 등) : 심장에 대한 교감신경 흥분성을 약화시킨다.

– 제3군 약물(amiodarone, bretylium 등) : 활동전위기간 또는 세포에서 전기적인 충동이 머무는 시간을 연장시킨다.

– 제4군 약물(verapamil, adenosine 등) : 심근세포내로 칼슘이 들어가는 것을 선택적으로 차단하고 방실결절에서 유효불응기를 연장시킨다.

약리학

정답   13 ⑤ 14 ③ 15 ① ② 16 ④

59

017

• 강심제는 심근의 수축력을 증가시키고, 심박수를 느리게 한다.

018

• 디지털리스(digitalis)중독의 해독제로는 potassium chloride, phenytoin, lidocain, atropine, colestyramine, colestipol, 활성탄 등이 있다.

019~020

• 항고혈압제의 약물에 따른 작용기전 :
  —이뇨제 : 나트륨과 수분을 배설시켜 혈압을 낮춤
  —아드레날린성 길항제 : 심박출량과 말초혈관 저항을 감소시키는데 관여하는 신경계를 자극하거나 억제함
  —레닌-안지오텐신계 : 혈관을 확장시켜 전부하와 혈관의 후부하를 감소시킴
  —혈관확장제 : 말초혈관 저항을 감소시킴
  —칼슘통로 차단제 : 혈관 평활근을 이완시켜 혈관을 확장시키고 말초혈관의 저항을 줄임

0017

강심제의 작용기전으로 옳은 것은?

① 심근의 수축력 증가　　② 심박수 증가　　　　　③ 유효불응기 단축

④ 활동전위 시간 단축　　⑤ 심실부정맥 완화

✛ 문헌 구본기 외, 임상약리학, 정문각, 2005, p.281

0018

디지털리스(digitalis)중독의 해독제로 옳은 것은?

┃보기┃

가. phenytoin　　　　　나. lidocain　　　　　다. atropine　　　　　라. colestyramine

① 가, 나, 다　　② 가, 다　　③ 나, 라　　④ 라　　⑤ 가, 나, 다, 라

✛ 문헌 구본기 외, 임상약리학, 정문각, 2005, p.284

0019

항고혈압제의 작용기전으로 옳은 것은?

┃보기┃

가. 이뇨작용　　　　나. 말초혈관 저항감소　　다. 혈관확장　　라. 혈관의 후부하 증가

① 가, 나, 다　　② 가, 다　　③ 나, 라　　④ 라　　⑤ 가, 나, 다, 라

✛ 문헌 구본기 외, 임상약리학, 정문각, 2005, p.286

0020

고혈압 치료에 이용되는 약물로 옳은 것은?

┃보기┃

가. 이뇨제　　나. 아드레날린성 길항제　　다. 레닌-안지오텐신계　　라. 혈관확장제

① 가, 나, 다　　② 가, 다　　③ 나, 라　　④ 라　　⑤ 가, 나, 다, 라

✛ 문헌 구본기 외, 임상약리학, 정문각, 2005, p.286

0021

중추신경계 억제제로 옳은 것은?

① Diphenhydramine　　　② Aminophylline　　　③ Barbiturates

④ Amoxicillin　　　⑤ Busulfan

✣ 문헌 구본기 외, 임상약리학, 정문각, 2005, p.311

0022

중추신경계 억제제로 옳은 것은?

┃보기┃
> 가. Amoxicillin　　　나. Benzodiazepines　　　다. Busulfan　　　라. Barbiturates

① 가, 나, 다　　② 가, 다　　③ 나, 라　　④ 라　　⑤ 가, 나, 다, 라

✣ 문헌 구본기 외, 임상약리학, 정문각, 2005, p.311

0023

독성물질 흡수에 응급수단으로 투여하는 구토제로 옳은 것은?

┃보기┃
> 가. Apomorphine　　　나. Disulfiram　　　다. Ipecac syrup　　　라. Colestipol

① 가, 나, 다　　② 가, 다　　③ 나, 라　　④ 라　　⑤ 가, 나, 다, 라

✣ 문헌 구본기 외, 임상약리학, 정문각, 2005, p.373

0024

성인의 경우 토근 시럽(Ipecac syrup) 투여 후 30분이 지나도 구토현상이 없다면 다음 처치로 적절한 것은?

① Apomorphine을 주사　　② 위세척　　　③ 처음 용량의 2배를 재투여

④ 활성탄과 함께 투여　　⑤ 우유 등 중화제 투여

✣ 문헌 구본기 외, 임상약리학, 정문각, 2005, p.374

해설

21
• Diphenhydramine : 항히스타민제
• Aminophylline : 기관지 확장제
• Amoxicillin : 항생제
• Busulfan : 항종양제

23
• Disulfiram : 알코올중독 조절제
• Colestipol : 담즙배설 촉진제

24
• 1세 이하인 경우에는 2티스푼 투여 후 구토가 없으면 20분 후에 재투여할 수 있지만, 성인의 경우는 약이 흡수되면 심부정맥, 심방세동 등의 심장독성이 나타날 수 있으므로 위세척이 필요하다.

약리학

해설

25

• 항응고제는 두 가지 약리작용을 한다.
 —즉, coumarin, indandione 유도체는 비타민 k의 작용을 방해하여 간에서의 혈액응고인자 Ⅱ, Ⅶ, Ⅸ, Ⅹ의 형성을 억제한다.
 —heparin sodium은 정상적인 응고기전의 여러 과정에 관여하여 혈액응고 및 혈전 형성을 야기하는 반응들을 정지시킨다.

26

• 헤파린은 정상적인 응고기전의 여러 과정에 관여하여 혈액응고, 혈전형성을 야기하는 반응들을 정지시킨다.

27

• 헤파린(Heparin)의 항응고 효과를 증가시키는 약물 : Coumarin 또는 indandione 유도체, methimazole, propylthiouracil 등
• 헤파린(Heparin)의 항응고 효과를 감소시키는 약물 : 항히스타민제, 디지털리스, nicotine, tetracycline류 등

0025

항응고제의 약리작용으로 옳은 것은?

┃보기┃

가. 비타민 K의 작용을 방해　　　　　　　나. 혈괴 형성 촉진
다. 혈전형성 반응의 정지　　　　　　　　라. 혈액응고인자의 형성 촉진

① 가, 나, 다　　② 가, 다　　③ 나, 라　　④ 라　　⑤ 가, 나, 다, 라

✛ 문헌　구본기 외, 임상약리학, 정문각, 2005, p.380

0026

헤파린(Heparin)의 약리작용으로 옳은 것은?

① 완하작용　　　　　② 진정수면　　　　　③ 중추신경계 억제
④ 혈액의 항응고　　　⑤ 항경련

✛ 문헌　구본기 외, 임상약리학, 정문각, 2005, p.380

0027

헤파린(Heparin)의 항응고 효과를 증가시키는 약물로 옳은 것은?

┃보기┃

가. methimazole　　　나. digitalis　　　다. propylthiouracil　　　라. nicotine

① 가, 나, 다　　② 가, 다　　③ 나, 라　　④ 라　　⑤ 가, 나, 다, 라

✛ 문헌　구본기 외, 임상약리학, 정문각, 2005, p.381

0028

헤파린(Heparin)의 항응고 효과를 감소시키는 약물로 옳은 것은?

┃보기┃

가. methimazole　　　나. digitalis　　　다. propylthiouracil　　　라. nicotine

① 가, 나, 다　　② 가, 다　　③ 나, 라　　④ 라　　⑤ 가, 나, 다, 라

✛ 문헌　구본기 외, 임상약리학, 정문각, 2005, p.381

0029

혈전용해제의 사용시기로 옳은 것은?

보기

가. 급성심근경색증일 때   나. 혈액역동성이 불안정할 때
다. 급성 폐색전증일 때   라. 동맥폐색일 때

① 가, 나, 다   ② 가, 다   ③ 나, 라   ④ 라   ⑤ 가, 나, 다, 라

✢ 문헌 구본기 외, 임상약리학, 정문각, 2005, p.387

0030

혈전용해제 투여 시 가장 명백한 유해작용으로 볼 수 있는 것은?

① 출혈   ② 구토   ③ 이명   ④ 빈맥   ⑤ 소화불량

✢ 문헌 구본기 외, 임상약리학, 정문각, 2005, p.388

0031

인슐린의 주작용으로 옳은 것은?

① 지방을 글리세롤로 분해시킨다.   ② 췌장의 β세포를 활성화시킨다.

③ 고혈당을 촉진시킨다.   ④ 포도당과 단당류의 세포내로의 이동을 증가시킨다.

⑤ ATP의 합성을 촉진시킨다.

✢ 문헌 구본기 외, 임상약리학, 정문각, 2005, p.393

0032

인슐린비의존성당뇨병(Type II)의 설명으로 옳은 것은?

① 인슐린을 거의 분비하지 못한다   ② 케토시스(ketosis)가 나타나지 않는다

③ 경구 혈당강하제는 효과가 없다   ④ 고나트륨혈증이 나타난다

⑤ 고칼슘혈증이 나타난다

✢ 문헌 구본기 외, 임상약리학, 정문각, 2005, p.393

033

• 경구용 당뇨병제제 : sulfonylureas, biguanides, alpha—glucosidase inhibitors,

• thiazolidinediones, meglitidines 등

• propranolol : β차단제

• bretylium : 심실근 작용제

0033

경구용 당뇨병제제로 옳은 것은?

┃보기┃

가. sulfonylureas   나. propranolol   다. biguanides   라. bretylium

① 가, 나, 다   ② 가, 다   ③ 나, 라   ④ 라   ⑤ 가, 나, 다, 라

✢ 문헌 구본기 외, 임상약리학, 정문각, 2005, p.271

034

• heparin : 항응고제

• clozapine, pimozide : 항정신병 약물

• benztropine : 항파킨슨병 약물

0034

자궁평활근과 혈관을 수축하는 약물로 옳은 것은?

① oxytocin   ② heparin   ③ clozapine   ④ pimozide   ⑤ benztropine

✢ 문헌 구본기 외, 임상약리학, 정문각, 2005, p.402

035

• 옥시토신은 분만 후 유선세포에 작용하여 모유분비를 촉진시키고, 혈관수축, 자궁평활근 수축 등을 촉진시킨다.

0035

옥시토신(oxytocin)의 약물효과로 옳은 것은?

┃보기┃

가. 모유분비촉진   나. 혈관 수축   다. 자궁평활근 수축   라. 조산아 분만 지연

① 가, 나, 다   ② 가, 다   ③ 나, 라   ④ 라   ⑤ 가, 나, 다, 라

✢ 문헌 구본기 외, 임상약리학, 정문각, 2005, p. 402

036

• apomorphine : 구토제

• disulfiram : 알코올 대사 억제제

• chenodiol : 담석용해제

• thioridazine : 항정신병 약물

0036

부신피질호르몬제제로 옳은 것은?

① apomorphine   ② disulfiram   ③ corticosteroid

④ chenodiol   ⑤ thioridazine

✢ 문헌 구본기 외, 임상약리학, 정문각, 2005, p.408

0037

progestin의 약리작용으로 옳은 것은?

▎보기 ▎
가. 자궁내막증의 통증조절 　　　나. 자궁내 과출혈 조절
다. 월경전 긴장감 조절 　　　　　라. 불임의 진단

① 가, 나, 다 　②가, 다 　③나, 라 　④라 　⑤가, 나, 다, 라

✢ 문헌 구본기 외, 임상약리학, 정문각, 2005, p.416

0038

Salicylates의 약리작용으로 옳은 것은?

▎보기 ▎
가. 해열작용 　　　　　　나. 통각수용체 억제작용
다. 항염증작용 　　　　　라. prostaglandin 합성 억제작용

① 가, 나, 다 　②가, 다 　③나, 라 　④라 　⑤가, 나, 다, 라

✢ 문헌 구본기 외, 임상약리학, 정문각, 2005, p.444

0039

Aspirin 복용 시 위장장애를 일으키는 환자에게 투여할 수 있는 대체약물로 적절한 것은?

① corticosteroid 　　② simethicone 　　③ benzodiazepine
④ acetaminophen 　⑤ barbiturates

✢ 문헌 구본기 외, 임상약리학, 정문각, 2005, p 447

0040

비스테로이드성 항염증제(nonsteroidal antiinflammatory drugs : NSAIDs)의 약리효과로 옳은 것은?

▎보기 ▎
가. 해열 　　나. 진통 　　다. 항염증 　　라. 식욕증진

① 가, 나, 다 　②가, 다 　③나, 라 　④라 　⑤가, 나, 다, 라

✢ 문헌 구본기 외, 임상약리학, 정문각, 2005, p.448

0041

약물의 진통효과와 관련이 있는 호르몬은?

① androgen 　② prostaglandin 　③ testosterone 　④ estrogen 　⑤ progesterone

✢ 문헌 구본기 외, 임상약리학, 정문각, 2005, p.448

042

• 마약효능제의 마약성작용은 동통의 완화, 도취감, 호흡억제, 축동, 진정, 정신의 혼탁, 연동운동의 감소, 기침반사의 억제, 기립성 저혈압 등이다.

043

• laxatives : 완하제

044

• 골격근 이완제의 적용증 : 근염좌, 활액낭염, 긴장성 두통, 근좌상, 관절염, 요추 증후군, 경추 증후군, 뇌성마비 등

045

• B₃ : 아미노산 대사와 에너지 생산과정에 작용
• B₆ : 지방과 탄수화물 대사

0042

마약효능제의 마약성 작용으로 옳은 것은?

┃보기┃

| 가. 동통의 완화 | 나. 도취감 | 다. 호흡억제 | 라. 축동 |

① 가, 나, 다   ② 가, 다   ③ 나, 라   ④ 라   ⑤ 가, 나, 다, 라

✢ 문헌 구본기 외, 임상약리학, 정문각, 2005, p.450

0043

마약성 진통제로 옳은 것은?

┃보기┃

| 가. codeine | 나. fentanyl | 다. meperidine | 라. laxatives |

① 가, 나, 다   ② 가, 다   ③ 나, 라   ④ 라   ⑤ 가, 나, 다, 라

✢ 문헌 구본기 외, 임상약리학, 정문각, 2005, p.455

0044

골격근 이완제의 적용증으로 옳은 것은?

┃보기┃

| 가. 근염좌 | 나. 활액낭염 | 다. 긴장성 두통 | 라. 근좌상 |

① 가, 나, 다   ② 가, 다   ③ 나, 라   ④ 라   ⑤ 가, 나, 다, 라

✢ 문헌 구본기 외, 임상약리학, 정문각, 2005, p.461

0045

비타민 B의 작용이다. 잘못된 것은?

① B₁ : 각기병 치료   ② B₂ : 조직호흡의 활성

③ B₃ : 지방과 탄수화물 대사   ④ B₅ : 소화기 운동성 항진

⑤ B₁₂ : 조혈기능

✢ 문헌 구본기 외, 임상약리학, 정문각, 2005, p.492

0046

체액성 전해질 혼합물의 적용증으로 옳은 것은?

① 설사와 구토에 의한 탈수 ② 비타민 B의 결핍 ③ 감염에 의한 고열

④ 착란 등의 신경장애 ⑤ 호르몬분비의 불균형

÷ 문헌 구본기 외, 임상약리학, 정문각, 2005, p.507

0047

팅크제(tinctures)의 설명으로 옳은 것은?

① 물에 용해된 약물 ② 알코올로 화학적으로 추출한 제제

③ 알코올에 용해된 방향성 약물 ④ 오일성 물질이 용제에 녹지 않고 혼합된 제제

⑤ 당이 들어있는 물에 현탁시킨 제제

÷ 문헌 김세은 외, 응급약리학, 한미의학, 2003, p.17

0048

1:1000 농도의 에피네프린 투여경로로 가장 적절한 것은?

① 피내 ② 피하 ③ 근육 ④ 정맥 ⑤ 심장

÷ 문헌 김세은 외, 응급약리학, 한미의학, 2003, p.46

0049

아드레날린 수용체 중 α수용체의 작용으로 옳은 것은?

┃보기┃

가. 말초혈관 수축 나. 수축력 증가 다. 박동률 감소 라. 신혈관 이완

① 가, 나, 다 ② 가, 다 ③ 나, 라 ④ 라 ⑤ 가, 나, 다, 라

÷ 문헌 김세은 외, 응급약리학, 한미의학, 2003, p.113

해설

46
• 체액성 전해질 혼합물은 음식물 섭취가 어렵고 설사와 구토에 의한 탈수 시 전해질 균형을 위해 투여된다.

47
• 용액 : 물에 용해된 약물
• 팅크제 : 알코올로 화학적으로 추출한 제제
• 주정제 : 알코올에 용해된 방향성 약물
• 유제 : 오일성 물질이 용제에 녹지 않고 혼합된 제제
• 시럽제 : 당이 들어있는 물에 현탁시킨 제제

48
• 피하주사는 피부아래 근육을 덮고 있는 지방성 피하조직으로 주사하는 것으로 에피네프린 1:1000은 항상 피하로 투여해야 한다.

49
• α₁수용체의 작용 : 말초혈관 수축, 수축력 증가, 박동률 감소

해설

050

• 아드레날린 수용체 중 β_2수용체의 작용 : 말초혈관 이완, 기관지 이완, 자궁평활근 이완, 위장평활근 이완

0050

아드레날린 수용체 중 β_2수용체의 작용으로 옳은 것은?

┃ 보기 ┃

가. 말초혈관 이완   나. 기관지 이완   다. 자궁평활근 이완   라. 위장평활근 이완

① 가, 나, 다   ② 가, 다   ③ 나, 라   ④ 라   ⑤ 가, 나, 다, 라

✛ 문헌 김세은 외, 응급약리학, 한미의학, 2003, p.113

051

• 프로프라놀롤(propranolol), 에스모롤(esmolol) : 교감신경차단제
• 리도카인(lidocaine) : 항부정맥제
• 디곡신(digoxin) : 강심배당체

0051

교감신경효능제로 분류할 수 있는 약물은?

① 프로프라놀롤(propranolol)   ② 에스모롤(esmolol)
③ 리도카인(lidocaine)   ④ 도파민(dopamine)
⑤ 디곡신(digoxin)

✛ 문헌 김세은 외, 응급약리학, 한미의학, 2003, p.120

052

• 도부타민(dobutamine) : 교감신경효능제
• 푸로세마이드(furosemide) : 이뇨제
• 약 084해설 참조

0052

항부정맥제로 분류할 수 있는 약물은?

① 도부타민(dobutamine)   ② 에스모롤(esmolol)   ③ 리도카인(lidocaine)
④ 도파민(dopamine)   ⑤ 푸로세마이드(furosemide)

✛ 문헌 김세은 외, 응급약리학, 한미의학, 2003, p.120

053

• 베라파밀(verapamil) : 항부정맥제

0053

협심증치료제로 분류할 수 있는 약물은?

① 도부타민(dobutamine)   ② 에스모롤(esmolol)   ③ 리도카인(lidocaine)
④ 베라파밀(verapamil)   ⑤ 니트로글리세린(nitroglycerin)

✛ 문헌 김세은 외, 응급약리학, 한미의학, 2003, p.121

0054

에피네프린(epinephrine)의 효과로 옳은 것은?

┌ 보기 ┐
가. 심박동수 증가   나. 심수축력 증가
다. 심근의 전기전도 증가   라. 혈관저항 증가
└─────┘

① 가, 나, 다   ② 가, 다   ③ 나, 라   ④ 라   ⑤ 가, 나, 다, 라

✛ 문헌 김세은 외, 응급약리학, 한미의학, 2003, p.121

0055

에피네프린(epinephrine)의 부작용으로 옳은 것은?

┌ 보기 ┐
가. 심계항진   나. 불안   다. 진전   라. 두통
└─────┘

① 가, 나, 다   ② 가, 다   ③ 나, 라   ④ 라   ⑤ 가, 나, 다, 라

✛ 문헌 김세은 외, 응급약리학, 한미의학, 2003, p.121

0056

단순 알레르기반응이나 천식의 경우 사용할 수 있는 에피네프린의 희석농도는?

① 1: 10   ② 1:100   ③ 1:1000   ④ 1:10000   ⑤ 1: 100000

✛ 문헌 김세은 외, 응급약리학, 한미의학, 2003, p.127

0057

호흡기 응급치료에 자주 사용되는 교감신경효능제로 옳은 것은?

┌ 보기 ┐
가. 에피네프린(epinephrine)   나. 이소에자린(isoetharine)
다. 터부탈린(terbutaline)   라. 알부테롤(albuterol)
└─────┘

① 가, 나, 다   ② 가, 다   ③ 나, 라   ④ 라   ⑤ 가, 나, 다, 라

✛ 문헌 김세은 외, 응급약리학, 한미의학, 2003, p.188

해설

54
• 에피네프린(epinephrine)의 효과 : 심박수 증가, 심수축력 증가, 심근의 전기전도 증가, 혈관저항 증가, 혈압상승, 자동능 증가 등

55
• 에피네프린(epinephrine)의 부작용 : 심계항진, 불안, 진전, 두통, 현기증, 오심, 구토 등

56
• 1:1000의 희석농도로 피하주사를 한다.

57
• 호흡기 고통을 치료할 때는 β_2수용체를 활성화시키는 것이 바람직하다.

0058

• 아미노필린(aminophylline)은 화학적으로 카테콜아민과 관계있는 잔틴(xanthine)이라는 계열의 약물이며 기관지 평활근을 이완시킨다.

0058

호흡기 응급에 사용되는 아미노필린(aminophylline)의 약리작용으로 옳은 것은?

① 기관지 평활근 이완　　② 기관지 평활근 수축　　③ 호흡수 증가

④ 호흡량 감소　　　　　　⑤ 폐활량 감소

⁜ 문헌 김세은 외, 응급약리학, 한미의학, 2003, p.188

0059

• 저산소증 환자에게 산소투여는 다음 작용에 의해 산소농도를 높여준다.
  – 산소의 흡입비율을 높여줌
  – 폐포내 산소농도를 증가시킴
  – 동맥 산소농도를 증가시킴
  – 세포로 운반되는 산소의 량을 증가시킴

0059

저산소증환자에게 산소를 투여했을 때 산소농도가 높아지는 기전으로 옳은 것은?

┃보기┃

| 가. 산소의 흡입비율을 높여줌 | 나. CO_2포화속도를 증가시킴 |
| 다. 폐포내 산소농도를 증가시킴 | 라. 호흡량을 감소시킴 |

① 가, 나, 다　　② 가, 다　　　③ 나, 라　　　④ 라　　　⑤ 가, 나, 다, 라

⁜ 문헌 김세은 외, 응급약리학, 한미의학, 2003, p.189

0060

저산소증환자에게 산소를 투여했을 때 산소농도가 높아지는 기전으로 옳은 것은?

┃보기┃

| 가. O_2해리도를 증가시킴 | 나. 동맥 산소농도를 증가시킴 |
| 다. CO_2포화속도를 증가시킴 | 라. 세포로 운반되는 산소의 량을 증가시킴 |

① 가, 나, 다　　② 가, 다　　③ 나, 라　　④ 라　　⑤ 가, 나, 다, 라

⁜ 문헌 김세은 외, 응급약리학, 한미의학, 2003, p.189

0061

• 표준용량은 식염액에 희석된(2.25%) 약물 0.25~0.75mL이며 소형 네블라이저(Nebulizer)로 흡입투여한다.

0061

후두염 환자에게 투여되는 라세믹 에피네프린(racemic epinephrine)의 투여방법으로 적절한 것은?

① 정맥내 투여　　　　② 경구투여　　　　③ 피하주사

④ 근육주사　　　　　⑤ 흡입

⁜ 문헌 김세은 외, 응급약리학, 한미의학, 2003, p.197

해설

0062

혈당을 증가시키기 위해 투여하는 약물로 옳은 것은?

① 인슐린(insulin)　　　　　② 하이드로코티손(hydrocortisone)

③ 에피네프린(epinephrine)　　④ 알부테롤(albuterol)

⑤ 글루카곤(glucagon)

　✛ 문헌 김세은 외, 응급약리학, 한미의학, 2003, p.223

62
• 글루카곤은 해당작용, 포도당 신생반응, 지방분해 작용 등을 통하여 포도당 생산을 조절한다.

0063

글루카곤(glucagon)의 약리작용으로 옳은 것은?

┃보기┃
가. 글리코겐을 포도당으로 분해　　나. 세포의 포도당 흡수촉진
다. 신장의 혈관저항 감소　　　　　라. 이자의 β세포 활성화

① 가, 나, 다　②가, 다　③나, 라　④라　⑤가, 나, 다, 라

　✛ 문헌 김세은 외, 응급약리학, 한미의학, 2003, p.224

63
• 글루카곤(glucagon)의 약리작용은 글리코겐을 포도당으로의 분해를 촉진시키며, 심장에 양성 변력작용을 나타내고, 신장의 혈관저항을 감소시킨다.

0064

혼수상태인 저혈당 환자에게 $D_{50}W$를 투여할 때 적절한 투여방법은?

① 경구　②피하　③정맥　④근육　⑤피내

　✛ 문헌 김세은 외, 응급약리학, 한미의학, 2003, p.224

64
• 혼수상태인 저혈당 환자는 경구투여를 할 수 없으므로 $D_{50}W$를 투여할 때는 정맥으로 공급해야 한다.

0065

신장에서 나트륨과 물의 흡수를 억제하는 삼투성 이뇨제는?

① 치아민(thiamine)　②글루카곤(glucagon)　③알부테롤(albuterol)

④ 만니톨(mannitol)　⑤디아제팜(diazepam)

　✛ 문헌 김세은 외, 응급약리학, 한미의학, 2003, p.231

65
• 만니톨은 세포내에서 세포외로의 수분 이동을 촉진시킨다.

66

• 디아제팜(diazepam)의 적응증 : 운동
성 발작, 전간중적 상태, 골격근 이완,
급성 불안상태, 심전위시 전처리 약물

0066

디아제팜(diazepam)의 적응증으로 옳은 것은?

┃보기┃

가. 운동성 발작   나. 전간중적 상태   다. 골격근 이완   라. 급성 불안상태

① 가, 나, 다   ② 가, 다   ③ 나, 라   ④ 라   ⑤ 가, 나, 다, 라

✛ 문헌 김세은 외, 응급약리학, 한미의학, 2003, p.234

67

• 포도당액은 약물을 침전시킬 수 있으므
로 식염수로 희석해야 한다.

0067

페니토인(phenytoin)의 희석용액으로 적절한 것은?

① D_5W 포도당   ② 식염수   ③ $D_{50}W$ 포도당   ④ 당성 교질액   ⑤ 비타민 용액

✛ 문헌 김세은 외, 응급약리학, 한미의학, 2003, p.238

68

• 옥시토신을 투여하기 전에 아기와 태
반이 완전히 나왔는지 필히 확인하여
야 한다.

0068

분만 후 과출혈이 있는 산모에게 투여하는 자궁수축제로 옳은 것은?

① 황산마그네슘   ② 아미노필린(aminophylline) ③ 황산아트로핀

④ 옥시토신(oxytocin)   ⑤ 터부탈린(terbutaline)

✛ 문헌 김세은 외, 응급약리학, 한미의학, 2003, p. 242

69

• 자궁의 β_2아드레날린성 수용체에 대한
자극은 자궁이완을 일으켜 분만을 억
제한다.

0069

조산억제제로 사용되는 교감신경 효능제로 옳은 것은?

① 황산마그네슘   ② 아미노필린(aminophylline) ③ 황산아트로핀

④ 옥시토신(oxytocin)   ⑤ 터부탈린(terbutaline)

✛ 문헌 김세은 외, 응급약리학, 한미의학, 2003, p.245

▮070

칼슘 채널 차단제에 의해 영향을 받는 것으로 옳은 것은?

① 동방결절 전도　　　　② 혈당조절　　　　③ 신장의 수분흡수

④ 체온조절　　　　⑤ 동공축소

✛ 문헌 김세은 외, 응급약리학, 한미의학, 2003, p.256

▮071

마약과용에 의한 증상을 치료하는 마약길항제로 옳은 것은?

① 날록손(naloxone)　　　　② 디지털리스(digitalis)

③ 아세트아미노펜(acetaminophen)　　　　④ 메토프로롤(metoprolol)

⑤ 에스모롤(esmolol)

✛ 문헌 김세은 외, 응급약리학, 한미의학, 2003, p.266

▮072

신경이완제로 분류되는 약물로 옳은 것은?

| 보기 |
| 가. 할로페리돌(haloperidol)　　　　나. 베라파밀(verapamil)
| 다. 클로르프로마진(chlorpromazine)　　　　라. 아데노신(adenosine) |

① 가, 나, 다　　② 가, 다　　③ 나, 라　　④ 라　　⑤ 가, 나, 다, 라

✛ 문헌 김세은 외, 응급약리학, 한미의학, 2003, p.274

▮073

클로르프로마진(chlorpromazine)의 적응증으로 옳은 것은?

| 보기 |
| 가. 급성정신병 에피소드　　　　나. 가벼운 알코올 금단증
| 다. 딸꾹질　　　　라. 오심과 구토 |

① 가, 나, 다　　② 가, 다　　③ 나, 라　　④ 라　　⑤ 가, 나, 다, 라

✛ 문헌 김세은 외, 응급약리학, 한미의학, 2003, p.274

▮070
• 심근, 방실결절 전도 등 칼슘을 이용하는 세포가 영향을 받는다.

▮071
• 날록손은 화학적으로 마약과 유사하며 마약에 대해 길항적 특징을 지닌다.

▮072
• 베라파밀(verapamil) : 칼슘 채널 억제제
• 아데노신(adenosine) : 항부정맥제

▮073
• 클로르프로마진(chlorpromazine)은 항정신병제, 신경이완제로 분류할 수 있다.

074

• 디아제팜(diazepam)은 항경련제, 항불안제로 스트레스, 불안 등의 치료에 사용된다.

075

• 프로클로르페라진(prochlorperazine)은 페노치아진 유도체로 심한 오심과 구토의 치료에 효과적이다.

076

• 모르핀은 특징적인 진통작용과 혈역학적 효과를 나타내며, 메페리딘은 모르핀과 유사한 진통효과가 있다. 날부핀도 강력한 합성 진통제이며, 아산화질소의 진통효과는 투여중지 후 몇 분 내에 사라진다.

077

• MAO(monoamineoxidase)저해제 투여에 의해 티라민의 분해가 억제되므로 tyramin 함유식품을 섭취하면 심한 혈압상승반응이 일어난다.

0074

디아제팜(diazepam)의 적응증으로 옳은 것은?

┃보기┃

> 가. 운동성 발작　　　나. 전간중적 상태　　　다. 골격근 이완　　　라. 급성 불안상태

① 가, 나, 다　　② 가, 다　　③ 나, 라　　④ 라　　⑤ 가, 나, 다, 라

✤ 문헌 김세은 외, 응급약리학, 한미의학, 2003, p.275

0075

프로클로르페라진(prochlorperazine)의 약리효과로 옳은 것은?

① 항부정맥　　② 혈전용해　　③ 혈관이완　　④ 진토　　⑤ 항고혈압

✤ 문헌 김세은 외, 응급약리학, 한미의학, 2003, p.280

0076

병원전 치료에 사용되는 진통제로 옳은 것은?

┃보기┃

> 가. 황산모르핀(morphine sulfate)　　　나. 메페리딘(meperidine)
> 다. 날부핀(nalbuphine)　　　라. 아산화질소(nitrous oxide)

① 가, 나, 다　　② 가, 다　　③ 나, 라　　④ 라　　⑤ 가, 나, 다, 라

✤ 문헌 김세은 외, 응급약리학, 한미의학, 2003, p.285

0077

MAO(monoamineoxidase)저해제 투여와 tyramin함유식품을 섭취했을 때 일어나는 부작용으로 옳은 것은?

① 출혈　　② 호흡마비　　③ 고혈압반응　　④ 저혈당반응　　⑤ 부정맥

✤ 문헌 박선섭 외, 약리학, 정문각, 2003, p.48

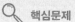

0078

중추신경 조절물질로 옳은 것은?

┃보기┃

가. 아미노산(amino acid) 나. 아세틸콜린(acetylcholine)
다. 카테콜라민(catecholamine) 라. 히스타민(histamine)

① 가, 나, 다 ② 가, 다 ③ 나, 라 ④ 라 ⑤ 가, 나, 다, 라

✛ 문헌 박선섭 외, 약리학, 정문각, 2003, p.56

0079

전신마취제의 약물효과로 옳은 것은?

┃보기┃

가. 의식소실 나. 무통상태 다. 근육이완 라. 심장수축억제

① 가, 나, 다 ② 가, 다 ③ 나, 라 ④ 라 ⑤ 가, 나, 다, 라

✛ 문헌 박선섭 외, 약리학, 정문각, 2003, p.57

0080

전신마취제 투여 시 신경전도 억제의 순으로 옳은 것은?

┃보기┃

가. 대뇌피질 나. 대뇌기저핵 다. 소뇌 라. 연수

① 가→나→다→라 ② 나→가→다→라 ③ 다→가→나→라
④ 다→나→가→라 ⑤ 라→다→나→가

✛ 문헌 박선섭 외, 약리학, 정문각, 2003, p.58

0081

전신마취를 시행하기 전에 투여하는 마취전 투약의 효과로 옳은 것은?

┃보기┃

가. 수면 나. 진정 다. 기도의 분비억제 라. 반사성 서맥 예방

① 가, 나, 다 ② 가, 다 ③ 나, 라 ④ 라 ⑤ 가, 나, 다, 라

✛ 문헌 박선섭 외, 약리학, 정문각, 2003, p.59

해설

78

• 5-hydroxytryptamine, peptides 등도 중추신경 조절물질이다.

79

• 전신마취제는 의식소실, 무통상태, 근육이완효과를 초래하여 외과적 수술시의 동통, 고통을 완화시키고 생체반응의 조정을 목적으로 사용된다.

80

• 전신마취제를 투여하면 먼저 대뇌피질에서 억제되고, 대뇌기저핵, 소뇌, 척수 순으로 억제되며 마지막으로 연수가 억제된다.

81

• 수술에 대한 불안감을 덜어주고 마취유도를 빠르게 하며 전신마취제의 부작용을 예방하기도 한다.

082
• thiopental과 fentanyl은 정맥마취제로 사용되는 약물이다.

0082

흡입마취제로 사용되는 약물로 옳은 것은?

┃보기┃

가. halothane   나. thiopental   다. ether   라. fentanyl

① 가, 나, 다   ② 가, 다   ③ 나, 라   ④ 라   ⑤ 가, 나, 다, 라

❖ 문헌 박선섭 외, 약리학, 정문각, 2003, p.60

083
• 아산화질소(N_2O)와 isoflurane은 흡입마취제로 사용되는 약물이다.

0083

정맥마취제로 사용되는 약물로 옳은 것은?

┃보기┃

가. 아산화질소(N_2O)   나. ketamine   다. isoflurane   라. fentanyl

① 가, 나, 다   ② 가, 다   ③ 나, 라   ④ 라   ⑤ 가, 나, 다, 라

❖ 문헌 박선섭 외, 약리학, 정문각, 2003, p.63

084
• butabarbital, amobarbital : 3시간(중등도)
• secobarbital : 3시간 이내(단시간)

0084

수면 작용시간이 30분 이내로 초단시간 작용하는 barbiturate 유도체는?

① phenobarbital   ② butabarbital   ③ secobarbital

④ hexobarbital   ⑤ amobarbital

❖ 문헌 박선섭 외, 약리학, 정문각, 2003, p.65

0085

수면 작용시간이 6시간 이상으로 장시간 작용하는 barbiturate 유도체는?

① phenobarbital   ② butabarbital   ③ secobarbital

④ hexobarbital   ⑤ amobarbital

❖ 문헌 박선섭 외, 약리학, 정문각, 2003, p.65

0086

다음과 같은 특징을 갖는 진정수면제로 옳은 것은?

보기

- 6시간 이상의 장시간형 바비튜레이트(barbiturate)
- 뇌간 망상체에 작용하여 진정, 최면을 나타냄
- 정맥주사와 근육주사 등으로 투여가능
- 대발작과 정신운동성 발작치료에 유효

① ethyl alcohol   ② phenobarbital   ③ temazepam

④ nitrazepam   ⑤ phenytoin

✛ 문헌 박선섭 외, 약리학, 정문각, 2003, p.65

0087

진정수면이나 항경련제로 사용되는 benzodiazepine 유도체로 옳은 것은?

보기

가. nitrazepam   나. temazepam   다. flurazepam   라. triazolam

① 가, 나, 다   ② 가, 다   ③ 나, 라   ④ 라   ⑤ 가, 나, 다, 라

✛ 문헌 박선섭 외, 약리학, 정문각, 2003, p.66

0088

에틸알코올(ethyl alcohol)의 작용으로 옳은 것은?

① 체온 상승   ② 말초혈관 확장   ③ 피부발적과 냉감

④ 항이뇨호르몬 분비증가   ⑤ 위액분비 억제

✛ 문헌 박선섭 외, 약리학, 정문각, 2003, p.67

0089

다음과 같은 특징을 갖는 중추신경계 작용약물로 옳은 것은?

보기

- 대사산물로 formaldehyde와 formic acid 가 생성된다.
- acidosis와 시력장애의 중독증상이 나타난다.

① ethyl alcohol   ② phenobarbital   ③ temazepam

④ methyl alcohol   ⑤ disulfiram

✛ 문헌 박선섭 외, 약리학, 정문각, 2003, p.68

해설

86
- 남용 시 내성, 의존성 증상이 관찰된다.

87
- benzodiazepine 유도체는 1960년대 개발되어 진정수면이나 항경련제, 근이완제로 사용되며, 불안, 근심, 공포 등을 완화시키는 항불안제로 이용된다.

88
- 체온조절중추의 억제로 체온이 하강한다.
- 피부발적과 온감이 있다.
- 항이뇨호르몬 분비억제로 이뇨작용 상승.
- 위액분비 촉진작용이 소량 있다.

89
- 시력장애의 원인은 formaldehyde가 망막조직의 효소계, 특히 hexokinase를 저해하여 부종, 변성을 일으키기 때문이다.

0090

• 주로 aldehyde 탈수소효소를 저해함으로써 작용한다.

0090

만성알코올 중독 치료제로 음주를 기피하도록 하는 약물은?

① disulfiram　　　　② phenobarbital　　　　③ temazepam

④ phenytoin　　　　⑤ primidone

❖ 문헌 박선섭 외, 약리학, 정문각, 2003, p.68

0091

• barbital산 유도체는 성인의 대발작과 부분발작에 유효하나 소아에게는 학습장애를 일으킬 수 있으므로 사용하지않는다.

0091

뇌간망상체에서 GABA(gamma aminobutylic acid)의 작용을 증가시켜 경련역치를 상승시키는 항경련제로 옳은 것은?

① hydantoin 유도체　　　　② barbital산 유도체　　　　③ succinimide 유도체

④ 삼환계 화합물　　　　⑤ benzodiazepine 유도체

❖ 문헌 박선섭 외, 약리학, 정문각, 2003, p.70

0092

• salsalate는 해열진통제로 이용된다.

0092

마약성 진통제로 옳은 것은?

┃보기┃

| 가. morphine | 나. heroin | 다. meperidine | 라. salsalate |

① 가, 나, 다　　② 가, 다　　③ 나, 라　　④ 라　　⑤ 가, 나, 다, 라

❖ 문헌 박선섭 외, 약리학, 정문각, 2003, p.74

0093

해열진통제로 옳은 것은?

┃보기┃

| 가. morphine | 나. aspirin | 다. meperidine | 라. salsalate |

① 가, 나, 다　　② 가, 다　　③ 나, 라　　④ 라　　⑤ 가, 나, 다, 라

❖ 문헌 박선섭 외, 약리학, 정문각, 2003, p.80

0094

• 진통작용은 morphine에 비해 약하고, 비스테로이드성 소염진통작용을 한다.

0094

해열진통제의 약리작용으로 옳은 것은?

┃보기┃

| 가. 항염증 | 나. 진통 | 다. 해열 | 라. 항불안 |

① 가, 나, 다　　② 가, 다　　③ 나, 라　　④ 라　　⑤ 가, 나, 다, 라

❖ 문헌 박선섭 외, 약리학, 정문각, 2003, p.80

0095

아스피린(aspirin)계 약물의 진통작용기전으로 옳은 것은?

① 트롬복산(thromboxane)의 합성 억제

② 뇌내 GABA(gamma aminobutylic acid)의 증가

③ 프로스타글란딘(prostaglandin)의 생합성 억제

④ 아스파테이트(aspartate)의 유리억제

⑤ Na^+ channel 억압

✛ 문헌 박선섭 외, 약리학, 정문각, 2003, p.80

0096

통풍 치료제의 약리작용으로 옳은 것은?

┃보기┃
가. 요산배설 촉진　　　　　　　　나. 과립구 이동억제
다. 요산생성 억제　　　　　　　　라. 요산 재흡수 촉진

① 가, 나, 다　　② 가, 다　　③ 나, 라　　④ 라　　⑤ 가, 나, 다, 라

✛ 문헌 박선섭 외, 약리학, 정문각, 2003, p.86

0097

중추성 근이완제의 부작용으로 옳은 것은?

┃보기┃
가. 졸리움　　　나. 현기증　　　다. 오심　　　라. 구토

① 가, 나, 다　　② 가, 다　　③ 나, 라　　④ 라　　⑤ 가, 나, 다, 라

✛ 문헌 박선섭 외, 약리학, 정문각, 2003, p.88

0098

파킨슨(Parkinson)증후군 치료제의 약리작용으로 옳은 것은?

┃보기┃
가. 도파민(dopamine)증가　　　　나. Na^+ 채널의 억압
다. 아세틸콜린(acetylcholine)의 작용차단　　라. Ca^{2+} 채널의 억압

① 가, 나, 다　　② 가, 다　　③ 나, 라　　④ 라　　⑤ 가, 나, 다, 라

✛ 문헌 박선섭 외, 약리학, 정문각, 2003, p.89

해설

95
• prostaglandin의 생합성 과정에서의 cyclooxygenase를 억제하여 arachidonic acid가 prostaglandin, thromboxane A_2, prostacycline으로 전환되는 것을 억제한다.

96
• probenecid등은 세뇨관에 작용하여 요산의 재흡수는 저해하고 배설을 촉진한다.

97
• 중추성 근이완제의 대표적인 부작용은 졸리움, 현기증, 오심, 구토 등의 위장장애가 있다.

98
• 파킨슨(Parkinson)증후군의 치료제는 대뇌기저핵의 도파민을 증가하는 약물, 아세틸콜린(acetylcholine)의 작용을 차단하는 약물이 사용된다.

099
• 방향족 L-aminoacid decarboxylase 억제약, bromocriptine 등이 있다.

100
• picrotoxin과 pentetrazol은 뇌간작용제이고, xanthine 유도체와 cocaine은 대뇌피질 작용제이다.

101
• picrotoxin과 pentetrazol, doxapram은 뇌간작용제이고, strychnine은 척수 작용제이다.

102
• Diazepam의 약리작용 : 뇌간의 망상체에 작용, 중추신경계 억제, 척수반사 억제, 근이완을 일으키며 경련의 역치를 높여준다

103
• buspirone, lorazepam, meprobamate, diazepam등은 항불안제로 사용된다.

099

파킨슨(Parkinson)증후군의 치료제로 옳은 것은?

┃보기┃

가. levodopa   나. 항 콜린(choline)작동제   다. amantadine   라. selegiline

① 가, 나, 다   ② 가, 다   ③ 나, 라   ④ 라   ⑤ 가, 나, 다, 라

✢ 문헌 박선섭 외, 약리학, 정문각, 2003, p.90

100

중추신경계의 흥분제로 척수에 작용하는 약물로 옳은 것은?

① picrotoxin   ② pentetrazol   ③ xanthine 유도체
④ cocaine   ⑤ strychnine

✢ 문헌 박선섭 외, 약리학, 정문각, 2003, p.92

101

중추신경계의 흥분제로 대뇌피질에 작용하는 약물로 옳은 것은?

① picrotoxin   ② pentetrazol   ③ xanthine 유도체
④ strychnine   ⑤ doxapram

✢ 문헌 박선섭 외, 약리학, 정문각, 2003, p.95

102

Diazepam의 항불안제로서의 약리작용으로 옳은 것은?

┃보기┃

가. 뇌간의 망상체에 작용한다   나. 중추신경계를 억제한다
다. 척수반사를 억제한다   라. 경련의 역치를 높여준다

① 가, 나, 다   ② 가, 다   ③ 나, 라   ④ 라   ⑤ 가, 나, 다, 라

✢ 문헌 박선섭 외, 약리학, 정문각, 2003, p.103

103

항우울제로 사용되는 약물로 옳은 것은?

① imipramine   ② buspirone   ③ lorazepam
④ meprobamate   ⑤ diazepam

✢ 문헌 박선섭 외, 약리학, 정문각, 2003, p.105

104

국소마취 시행에서 가장 억제되기 쉬운 지각신경은?

① 미각　　② 통각　　③ 온도감각　　④ 촉각　　⑤ 시각

✛ 문헌 박선섭 외, 약리학, 정문각, 2003, p.114

105

적용방법이 다음과 같은 국소마취는?

┃보기┃

• 척수에서 나온 신경줄기, 신경총의 주위에 약액을 주사하여 그 신경지배하의 영역에 신경전도를 차단시킴으로써 마취를 일으키는 방법.

① 표면마취　　　　　② 침윤마취　　　　　③ 전도마취

④ 척수마취　　　　　⑤ 경막외마취

✛ 문헌 박선섭 외, 약리학, 정문각, 2003, p.115

105
• 전도마취는 손가락 수술, 신경통 치료 등에 사용된다.

106

국소마취제의 이상적인 조건으로 옳은 것은?

① 국소자극작용이 없고 비가역적일 것　　② 전신적 독성이 높을 것

③ 작용 지속시간이 짧을 것　　④ 과민증을 불문하고 사용할 수 있을 것

⑤ 지용성으로 자비멸균에 견딜 것

✛ 문헌 박선섭 외, 약리학, 정문각, 2003, p.116

106
• 국소마취제의 이상적인 조건 :
  – 국소자극작용이 없고 작용이 가역적일 것
  – 전신적 독성이 낮을 것
  – 작용 지속시간이 길 것
  – 수용성으로 안정하며 자비멸균에 견딜 것

107

합성 국소마취제 사용시 혈관수축제로 병용하는 약물로 옳은 것은?

① epinephrine　　② mescaline　　③ cocaine

④ dobutamine　　⑤ isoproterenol

✛ 문헌 박선섭 외, 약리학, 정문각, 2003, p.116

107
• epinephrine(1:200,000), norepinephrine, phenylephrine 등이 사용된다.

108

• 말초성 근이완제는 근종판의 콜린수용체와 결합하여 아세틸콜린(acetylcholine)의 작용을 차단한다.

0108

말초성 근이완제의 작용기전으로 옳은 것은?

① 아드레날린(adrenaline)작용을 차단한다.

② 아세틸콜린(acetylcholine)작용을 차단한.다

③ 근종판의 미토콘드리아(mitochondria)분비를 활성시킨다.

④ 근원섬유를 이완시킨다.

⑤ 운동신경축삭을 이완시킨다.

✛ 문헌 박선섭 외, 약리학, 정문각, 2003, p.120

109

• 과다사용 시에는 호흡억제에 의한 저산소증과 호흡마비가 일어난다.

0109

근이완제의 과다사용으로 인한 부작용으로 옳은 것은?

┃보기┃

가. 저산소증   나. 구토   다. 호흡마비   라. 경련

① 가, 나, 다   ② 가, 다   ③ 나, 라   ④ 라   ⑤ 가, 나, 다, 라

✛ 문헌 박선섭 외, 약리학, 정문각, 2003, p.121

110

• decamethonium, suxamethonium은 탈분극성 차단제이다.

0110

비탈분극성 신경근 접합 차단제로 옳은 것은?

┃보기┃

가. decamethonium   나. D-tubocurarine   다. suxamethonium   라. vecuronium

① 가, 나, 다   ② 가, 다   ③ 나, 라   ④ 라   ⑤ 가, 나, 다, 라

✛ 문헌 박선섭 외, 약리학, 정문각, 2003, p.123

0111

α수용체의 에피네프린(epinephrine), 노르에피네프린(norepinephrine), 이소프로테레놀(isoproterenol)에 대한 반응의 강도가 옳은 것은?

① Ep > NE > Isp   ② Ep > Isp > NE

③ NE > Ep > Isp   ④ NE > Isp > Ep

⑤ Isp > Ep > NE

✛ 문헌 박선섭 외, 약리학, 정문각, 2003, p.129

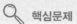

112

β수용체의 에피네프린(epinephrine), 노르에피네프린(norepinephrine), 이소프로테레놀 (isoproterenol)에 대한 반응의 강도가 옳은 것은?

① Ep > NE > Isp 　　　　② Ep > Isp > NE

③ NE > Ep > Isp 　　　　④ NE > Isp > Ep

⑤ Isp > Ep > NE

✛ 문헌 박선섭 외, 약리학, 정문각, 2003, p.129

113

에피네프린(epinephrine)이 α와 β수용체에서 작용하는 약리작용으로 옳은 것은?

┃보기┃

가. 동공산대　　　　나. 장관이완　　　　다. 심박수 증가　　　　라. 혈관확장

① 가, 나, 다　　② 가, 다　　　③ 나, 라　　　④ 라　　　⑤ 가, 나, 다, 라

✛ 문헌 박선섭 외, 약리학, 정문각, 2003, p.132

114

다음과 같은 약리작용을 하는 교감신경 작용제는?

┃보기┃

• noradrenaline합성의 전구물질로 심장의 β_1수용체에 작용하여 수축력을 증강시킨다.
• α수용체에 작용하여 혈관을 수축한다.
• 사구체 여과율을 증가시킨다.

① isoproterenol　　　② methoxamine　　　③ methyldopa

④ dopamine　　　⑤ tyramine

✛ 문헌 박선섭 외, 약리학, 정문각, 2003, p.133

115

다음과 같은 약리작용을 하는 자율신경계 작용제는?

┃보기┃

• 심박수와 심박출량 증가
• 기관지확장
• 마황에 함유된 alkaloid로 동공산대

① ephedrine　　　② methoxamine　　　③ methyldopa

④ dopamine　　　⑤ tyramine

✛ 문헌 박선섭 외, 약리학, 정문각, 2003, p.137

113

• α_1작용 : 혈관수축, 동공산대, 장관이완
• β_1작용 : 심박수 증가, 심근 수축력 증대, 장관이완
• β_2작용 : 혈관확장, 기관지확장

114

• 소량으로 장간막 및 신동맥의 dopamine 수용체를 통해서 혈관확장을 일으켜 사구체 여과율을 증가시킨다.

115

• 1887년에 Nagai에 의해 추출되었다.

116

약리학

83

해설

• 맥각 alkaloid의 대표적인 약물로 ergometrine등이 있으며, 특이성은 매우 낮으나 작용강도가 강하다.

0116

아드레날린 수용체 차단제로 맥각 alkaloid에 해당하는 약물로 옳은 것은?

| 보기 |

가. ergotoxine   나. tolazoline   다. ergotamine   라. yohimbine

① 가, 나, 다   ② 가, 다   ③ 나, 라   ④ 라   ⑤ 가, 나, 다, 라

✛ 문헌 박선섭 외, 약리학, 정문각, 2003, p.138

117

• propranolol은 비특이성으로 β수용체를 차단한다.

0117

adrenaline성 α차단제로 옳은 것은?

| 보기 |

가. 맥각 alkaloid   나. imidazoline 유도체
다. haloalkylamine 류   라. propranolol

① 가, 나, 다   ② 가, 다   ③ 나, 라   ④ 라   ⑤ 가, 나, 다, 라

✛ 문헌 박선섭 외, 약리학, 정문각, 2003, p.139

118

• prazosin은 선택적으로 α_1수용체를 봉쇄하여 norepinephrine과 epinephrine의 혈압상승을 완전히 봉쇄한다. doxazosin도 prazosin과 같은 기전의 약물로 작용지속시간이 길다.

0118

선택적 α_1수용체 차단제로 옳은 것은?

| 보기 |

가. 맥각 alkaloid   나. prazosin
다. haloalkylamine 류   라. doxazosin

① 가, 나, 다   ② 가, 다   ③ 나, 라   ④ 라   ⑤ 가, 나, 다, 라

✛ 문헌 박선섭 외, 약리학, 정문각, 2003, p.140

119

• nadolol, bupranolol, propranolol 등은 β_1, β_2수용체를 모두 차단하며, atenolol은 선택적으로 β_1수용체를 차단한다.

0119

adrenaline성 β차단제로 옳은 것은?

| 보기 |

가. nadolol   나. atenolol   다. bupranolol   라. propranolol

① 가, 나, 다   ② 가, 다   ③ 나, 라   ④ 라   ⑤ 가, 나, 다, 라

✛ 문헌 박선섭 외, 약리학, 정문각, 2003, p.141

약리학

120

교감신경차단제로 이용되는 약물로 옳은 것은?

보기

가. prazosin　　　나. propranolol　　　다. methyldopa　　　라. muscarine

① 가, 나, 다　　② 가, 다　　③ 나, 라　　④ 라　　⑤ 가, 나, 다, 라

❖ 문헌 박선섭 외, 약리학, 정문각, 2003, p.142

121

부교감신경 작용제로 이용되는 약물로 옳은 것은?

보기

가. prazosin　　　나. propranolol　　　다. methyldopa　　　라. acetylcholine

① 가, 나, 다　　② 가, 다　　③ 나, 라　　④ 라　　⑤ 가, 나, 다, 라

❖ 문헌 박선섭 외, 약리학, 정문각, 2003, p.144

122

아세틸콜린(acetylcholine)의 무스카린(muscarine)양 작용에 해당되는 것은?

보기

가. 방광의 평활근 수축　　　나. 분비선의 분비촉진
다. 심박수의 감소　　　라. 골격근의 흥분

① 가, 나, 다　　② 가, 다　　③ 나, 라　　④ 라　　⑤ 가, 나, 다, 라

❖ 문헌 박선섭 외, 약리학, 정문각, 2003, p.144

123

다음과 같은 특징을 나타내는 천연 콜린 효능제로 옳은 것은?

보기

• 버섯중독의 원인물질이다.
• 부교감신경 종말의 choline성 수용체를 흥분시킨다.
• 기관에 대한 선택작용은 없다.

① guanethidine　　② muscarine　　③ acetylcholine
④ pilocarpine　　⑤ atropine

❖ 문헌 박선섭 외, 약리학, 정문각, 2003, p.144

해설

120
• muscarine은 부교감신경 작용약물로 천연 콜린 효능약이다.

122
• 무스카린(muscarine)양 작용 : 소화기관, 기관지, 방광, 자궁 등의 평활근 수축과 분비선의 분비촉진, 심박수의 감소, 심근 수축력의 억제, 말초혈관의 확장을 나타낸다.
• 니코틴(nicotine)양 작용 : 소량에서는 muscarine양 작용을 나타내나 비교적 대량이 면 자율신경절과 골격근의 신경근 접합부에서 소량의 nicotine과 유사한 작용을 나타낸다. 즉, choline성 및 adrenaline성 절후섬유의 흥분과 골격근의 흥분을 일으킨다.

123
• muscarine은 독버섯에 함유된 alkaloid이다.

124

• 양을 증가하면 동공 괄약근을 이완시켜 산동을 일으키며, 안압을 상승시킨다. 또한 심근에 작용하여 작용을 증가시키며, 더욱 양을 증가하면 위액분비, 위운동을 억제한다.

125

• 보통 치사량으로는 중추작용이 거의 없으나 대량인 경우에는 중추흥분작용을 나타낸다.

126

• 심근수축력을 증강하여 심장의 기능부전을 회복하는 강심제는 강심배당체, xanthine유도체(theophyline), catecholamine(epinephrine, norepinephrine, isoproterenol) 등이 있다.

127

• 강심배당체는 주로 식물계에서 유래하나, bufotalin이나 bufotoxin 등은 두꺼비의 피지선 분비액 중에 함유되어있다.

124

아트로핀(atropine)의 부교감신경에 대한 약리작용으로 옳은 것은?

| 보기 |

가. 무스카린(muscarine)성 수용체에서 아세틸콜린(acetylcholine)과 상경적으로 길항 한다.
나. 기관지, 소화관평활근 등을 이완시킨다.
다. 소량에서 타액선, 누선 등의 분비를 억제한다.
라. 콜린에스테라제(cholinesterase)의 활성부위에 결합한다.

① 가, 나, 다 　　② 가, 다 　　③ 나, 라 　　④ 라 　　⑤ 가, 나, 다, 라

÷ 문헌 박선섭 외, 약리학, 정문각, 2003, p.149

125

아트로핀(atropine)을 대량 투여했을 때 중추신경에 나타나는 약리작용으로 옳은 것은?

| 보기 |

가. 환각 　　　　나. 착란 　　　　다. 섬망 　　　　라. 혼수

① 가, 나, 다 　　② 가, 다 　　③ 나, 라 　　④ 라 　　⑤ 가, 나, 다, 라

÷ 문헌 박선섭 외, 약리학, 정문각, 2003, p.149

126

심장의 기능부전을 회복하는 강심제로 옳은 것은?

| 보기 |

가. 강심배당체 　　　　　　　　나. xanthine 유도체
다. catecholamine 　　　　　　　라. choline성 수용체

① 가, 나, 다 　　② 가, 다 　　③ 나, 라 　　④ 라 　　⑤ 가, 나, 다, 라

÷ 문헌 박선섭 외, 약리학, 정문각, 2003, p.157

127

동물계에서 추출한 강심배당체로 옳은 것은?

① digitoxin 　　　　　② digoxin 　　　　　③ strophanthin

④ bufotoxin 　　　　　⑤ proscillaridin

÷ 문헌 박선섭 외, 약리학, 정문각, 2003, p.157

128

소화관에서의 흡수정도를 나열한 강심배당체이다. 흡수가 가장 잘 되는 약물부터 차례로 나열된 것은?

	100%	50%	0%
①	Digitoxin	Digoxin	Ouabain
②	Digitoxin	Ouabain	Digoxin
③	Digoxin	Digitoxin	Ouabain
④	Digoxin	Ouabain	Digitoxin
⑤	Ouabain	Digitoxin	Digoxin

✛ 문헌 박선섭 외, 약리학, 정문각, 2003, p.161

129

중추신경계에서 나타나는 강심배당체의 부작용으로 옳은 것은?

> 보기
> 가. 두통   나. 피로감   다. 현훈   라. 졸음

① 가, 나, 다   ② 가, 다   ③ 나, 라   ④ 라   ⑤ 가, 나, 다, 라

✛ 문헌 박선섭 외, 약리학, 정문각, 2003, p.163

130

Digitalis 투여에 의한 가벼운 부정맥 중독증상이 있을 때 효과적인 처치로 옳은 것은?

① Ca^{++} 투여   ② 투여량 감소   ③ 투여중지
④ 포도당 투여   ⑤ 부정맥 처치

✛ 문헌 박선섭 외, 약리학, 정문각, 2003, p.163

131

항부정맥 약물의 전기생리학적 특성으로 옳은 것은?

> 보기
> 가. Na^+통로 차단   나. 교감신경성 β차단
> 다. K^+통로 차단   라. Ca^+통로 차단

① 가, 나, 다   ② 가, 다   ③ 나, 라   ④ 라   ⑤ 가, 나, 다, 라

✛ 문헌 박선섭 외, 약리학, 정문각, 2003, p.167

132

• Ca⁺통로 차단제는 다음과 같은 약물들이 있다.

quinidine, procainamide, lidocaine, propranolol, phenytoin, disopyramide, amiodarone, verapamil, diltiazem, digitalis glycosides, adenosine 등.

0132

전기생리학적 특성으로 볼 때 Class Ⅳ 항부정맥 약물로, Ca⁺통로를 차단하는데 작용하는 약물로 옳은 것은?

┃보기┃

가. quinidine　　　나. procainamide　　　다. lidocaine　　　라. propranolol

① 가, 나, 다　　② 가, 다　　③ 나, 라　　④ 라　　⑤ 가, 나, 다, 라

✢ 문헌 박선섭 외, 약리학, 정문각, 2003, p.167

133

• adrenaline성 α와 β차단, 중추작용 등이 있다.

0133

고혈압치료제의 약리작용으로 옳은 것은?

┃보기┃

가. 혈관확장　　　　　　　　　　나. angiotensin 전환효소 저해
다. Ca⁺통로 차단　　　　　　　　라. 이뇨작용

① 가, 나, 다　　② 가, 다　　③ 나, 라　　④ 라　　⑤ 가, 나, 다, 라

✢ 문헌 박선섭 외, 약리학, 정문각, 2003, p.171

134

• 대표적인 약물은 mannitol, urea, glycerin, isosorbide 등이 있다.

0134

삼투압 이뇨제의 특성을 설명한 것이다. (A)(B)(C)에 알맞은 내용은?

┃보기┃

삼투압 이뇨제는 (A)에서 자유로이 여과되고, (B)에서 재흡수 되지 않으며, 약리학적으로 불활성이므로 대량으로 투여하면 사구체여과액 및 세뇨관액의 삼투압이 크게 (C)한다.

	①	②	③	④	⑤
A	신세뇨관	사구체	신소체	신세뇨관	사구체
B	사구체	신세뇨관	사구체	말피기소체	신세뇨관
C	증가	증가	감소	감소	감소

✢ 문헌 서울대학교 의과대학 약리학교실, 약리학, 고려의학, 1994, p.415

135

• 심장의 SA node 및 AV node에서 Ca²⁺ channel의 억제작용에 의해 심장을 억제한다.

0135

베라파밀(verapamil)의 혈압강하 약리작용기전으로 옳은 것은?

① 중추연수의 β₁ 수용체 효능작용　　　② 심장에서 Ca²⁺통로의 차단

③ 평활근의 α₁ 수용체 차단작용　　　④ 평활근의 K⁺통로 투과성 증가

⑤ 자율신경절의 니코틴(nicotine) 수용체 차단

✢ 문헌 은종영 외, 최신약리학, 현문사, 2000, p.240

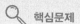 **핵심문제**

136

혈액응고인자 factor Ⅷ, Ⅸ등의 합성에 작용하여 지혈작용을 하는 비타민제제로 옳은 것은?

① B   ② C   ③ D   ④ E   ⑤ K

    ✛ 문헌 은종영 외, 최신약리학, 현문사, 2000, p.260

137

임신성 고혈압에 투여되는 약물의 작용기전으로 옳은 것은?

① 혈관 전부하 감소   ② 혈관 후부하 증가   ③ 혈관수축

④ 나트륨과 수분배설   ⑤ 순환혈액량 감소

    ✛ 문헌 구본기 외, 임상약리학, 정문각, 2005, p.286

138

납중독의 치료에 효과적으로 작용하는 제제로 옳은 것은?

① 활성탄과 염류하제   ② 킬레이트(chelate)화합물

③ 티아자이드(thiazide)이뇨제   ④ 칼슘통로 차단제

⑤ 스테로이드 제제

    ✛ 문헌 서울대학교 의과대학 약리학교실, 약리학, 고려의학, 1994, p.826

139

수은증기에 노출되어 오심, 구토, 기침을 하는 환자에게 투여할 수 있는 약물로 옳은 것은?

① 활성탄(activated charcoal)   ② 디메카프롤(dimercaprol)

③ 프로프라노롤(propranolol)   ④ 킬레이트(chelate)화합물

⑤ 프레드니소론(prednisolone)

    ✛ 문헌 서울대학교 의과대학 약리학교실, 약리학, 고려의학, 1994, p.830

해설

136
• 비타민 K는 프로트롬빈, factor Ⅶ, Ⅸ, Ⅹ등의 합성에 필요하며, 프로트롬빈(prothrombin)형성을 촉진한다.

138
• 킬레이트(chelate)화합물은 높은 수용성, 대사에 대한 저항도, 금속저장소로의 도달 능력, 빠른 배설, 독성이 적은 금속복합체를 형성하는 성질, 금속이온에 대한 친화성이 커서 금속착화합물을 만든다.

139
• 심하게 노출되어 증세가 있는 환자는 dimercaprol, 소량 노출되어 증세가 없는 환자에게는 penicillamine등의 킬레이트(chelate)요법이 관례적으로 사용되고 있다.

해설

140

• 소화기관, 기관지, 방광, 자궁 등의 평활근이 수축된다.

141

• 호흡급속, 심박급속, 고혈압, 설사, 오심, 구토, 발열, 경련 등이 나타난다.

142

• codeine은 methyl morphine으로 진통작용은 morphine보다 약하며 진해작용은 비교적 강하다.

143

• 알코올은 중추신경의 고위중추를 억제하여 무억제성 행동을 유발한다.

0140

콜린 효능제에 의해 부교감신경계가 자극받았을 때 장기별 반응은?

┃ 보기 ┃
가. 동공수축	나. 소화선 소화액 분비촉진
다. 심박동수 감소	라. 기관지 확장

① 가, 나, 다　　② 가, 다　　③ 나, 라　　④ 라　　⑤ 가, 나, 다, 라

✛ 문헌 박선섭 외, 약리학, 정문각, 2003, p.144

0141

Aminophylline의 부작용으로 옳은 것은?

┃ 보기 ┃
가. 흥분	나. 두통	다. 담마진	라. 불면증

① 가, 나, 다　　② 가, 다　　③ 나, 라　　④ 라　　⑤ 가, 나, 다, 라

✛ 문헌 박선섭 외, 약리학, 정문각, 2003, p.230

0142

연수의 해소중추에 억제적으로 사용되는 마약성 진해제는?

① carbacyclin　　　　② Iloprost　　　　③ epinephrine

④ codeine　　　　　⑤ saponins

✛ 문헌 박선섭 외, 약리학, 정문각, 2003, p.220

0143

다음과 같은 증상을 보이는 환자는 어떤 약물을 남용한 것인가?

┃ 보기 ┃
• 치아민(thiamine)의 장내 흡수와 대사 감소
• 기억력 장애 등의 코르사코프(Korsakoff)징후
• 언어와 보행장애 등의 베르니케(Wernicke)징후

① 항생제　　② 니코틴　　③ 이뇨제　　④ 알코올　　⑤ 코카인

✛ 문헌 박희진 외, EMT기초의학, 현문사, 2005, p.622

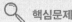 핵심문제

144

삼투압 이뇨제의 특성을 설명한 것이다. (A)(B)(C)에 알맞은 내용은?

┌ 보기 ┐

삼투압 이뇨제는 (A)에서 자유로이 여과되고, 신세뇨관에서 (B)되지 않으며, 약리학적으로 (C)이므로 대량으로 투여하면 사구체여과액 및 세뇨관액의 삼투압이 크게 증가한다.

	①	②	③	④	⑤
A	사구체	사구체	보우만주머니	보우만주머니	말피기소체
B	재흡수	재흡수	여과	여과	재흡수
C	활성	불활성	활성	불활성	활성

✛ 문헌 서울대학교 의과대학 약리학교실, 약리학, 고려의학, 1994, p.415

145

베라파밀(verapamil)의 혈압강하 약리작용기전으로 옳은 것은?

① 중추연수의 β_2 수용체 효능작용 ② 자율신경절의 니코틴(nicotine) 수용체 차단

③ 혈관 평활근의 α_1 수용체 차단작용 ④ 혈관 평활근의 K^+통로 ,투과성 증가

⑤ 심장에서 Ca^{2+}통로의 차단

✛ 문헌 은종영 외, 최신약리학, 현문사, 2000, p.240

146

다음과 같은 특징을 갖는 비타민제제로 옳은 것은?

┌ 보기 ┐

• 프로트롬빈(prothrombin)형성을 촉진하여 지혈작용을 한다.
• 지용성으로 효모 등에 분포되어있고 일명 항출혈성 비타민이라고도 한다.

① A ② B ③ C ④ E ⑤ K

✛ 문헌 은종영 외, 최신약리학, 현문사, 2000, p.260

147

임신성 고혈압에 투여되는 약물의 작용기전으로 옳은 것은?

① 혈관 전부하 증가 ② 혈관 후부하 증가 ③ 나트륨과 수분배설

④ 혈관이완 ⑤ 말초혈관 저항증가

✛ 문헌 구본기 외, 임상약리학, 정문각, 2005, p.286

해설

144
• 대표적인 약물은 mannitol, urea, glycerin, isosorbide 등이 있다.

145
• 심장의 SA node 및 AV node에서 $Ca2+$ channel의 억제작용에 의해 심장을 억제한다.

146
• 비타민 K는 프로트롬빈, factor VII, IX, X 등의 합성에 필요하다.

147
• 이뇨제는 나트륨과 수분을 배설시키고 동맥혈관의 긴장도를 낮추어 간접적으로 혈압을 저하시킨다.

정답 144 ② 145 ⑤ 146 ⑤ 147 ③

약리학

91

148
• 킬레이트(chelate)화합물은 높은 수용
성, 대사에 대한 저항도, 금속저장소로
의 도달 능력, 빠른 배설, 독성이 적은
금속복합체를 형성하는 성질, 금속이
온에 대한 친화성이 커서 금속착화합
물을 만든다.

149
• 심하게 노출되어 증세가 있는 환자는
dimercaprol, 소량 노출되어 증세가 없
는 환자에게는 penicillamine등의 킬레
이트(chelate)요법이 관례적으로 사용되
고 있다.

150
• 에피네프린, 노르에피네프린, 도파민,
암리논 등은 교감신경 효능제이다.

151
• 에피네프린, 노르에피네프린, 도파민
등은 교감신경효능제이며, 에스모롤은
교감신경차단제이다.

152
• 에피네프린, 도파민 : 교감신경효능제
• 에스모롤 : 교감신경차단제
• 리도카인 : 항부정맥제

0148

납중독의 치료에 효과적으로 작용하는 제제로 옳은 것은?

① 수용성 비타민 　　　　　　　　② acidosis성 이뇨제

③ 티아자이드(thiazide)이뇨제　　④ 킬레이트(chelate)화합물

⑤ 탄산탈수효소 길항제

　✢ 문헌　서울대학교 의과대학 약리학교실, 약리학, 고려의학, 1994, p.826

0149

수은증기에 심하게 노출되어 오심, 구토를 하는 환자에게 투여할 수 있는 약물로 옳은 것은?

① 디메카프롤(dimercaprol)　　　② 강심배당체

③ 프로프라노롤(propranolol)　　④ 리팜핀(rifampin)

⑤ 설포나마이드(sulfonamide)

　✢ 문헌　서울대학교 의과대학 약리학교실, 약리학, 고려의학, 1994, p.830

0150

교감신경 차단제로 옳은 것은?

① 에피네프린　　　　② 에스모롤　　　　③ 노르에피네프린

④ 도파민　　　　　　⑤ 암리논

　✢ 문헌　김세은 외, 응급약리학, 한미의학, 2003, p.120

0151

항부정맥제로 옳은 것은?

① 에피네프린　　　　② 에스모롤　　　　③ 노르에피네프린

④ 도파민　　　　　　⑤ 리도카인

　✢ 문헌　김세은 외, 응급약리학, 한미의학, 2003, p.120

0152

이뇨제로 옳은 것은?

① 에피네프린　　　　② 에스모롤　　　　③ 푸로세마이드

④ 도파민　　　　　　⑤ 리도카인

　✢ 문헌　김세은 외, 응급약리학, 한미의학, 2003, p.121

0153

에피네프린의 효과로 옳은 것은?

┌ 보기 ┐
가. 심박동 수 증가　　　　　　　나. 심장 수축력 증가
다. 심근의 전기전도 증가　　　　　라. 자동능 증가
└────┘

① 가, 나, 다　　② 가, 다　　　③ 나, 라　　　④ 라　　　⑤ 가, 나, 다, 라

✛ 문헌 김세은 외, 응급약리학, 한미의학, 2003, p.127

0154

칼슘체널 억제제로 옳은 것은?

① 베라파밀　　　　　　② 황산아트로핀　　　　③ 푸로세마이드

④ 염화칼슘　　　　　　⑤ 메틸프레드니솔론

✛ 문헌 김세은 외, 응급약리학, 한미의학, 2003, p.151

0155

다음과 같은 작용기전을 갖는 약물로 옳은 것은?

┌ 보기 ┐
• 뇌의 운동피질을 통한 발작활성의 전파를 억제한다.
• 골격근 이완에 효과가 있어 정형외과적 상해의 보조제로 효과적이다.
• 알코올 금단현상과 관련된 진전과 불안에 효과가 있다.
└────┘

① 베라파밀　　　　　　② 황산아트로핀　　　　③ 인슐린

④ 디아제팜　　　　　　⑤ 메틸프레드니솔론

✛ 문헌 김세은 외, 응급약리학, 한미의학, 2003, p.234

0156

다음과 같은 작용기전을 갖는 약물로 옳은 것은?

┌ 보기 ┐
• 자궁수축과 유즙유발　　　• 분만후 출혈조절　　　• 분만유도
└────┘

① 베라파밀　　　　　　② 중탄산나트륨　　　　③ 리도카인

④ 옥시토신　　　　　　⑤ 황산모르핀

✛ 문헌 김세은 외, 응급약리학, 한미의학, 2003, p.242

해설

153
• 에피네프린의 효과 : 심박동 수 증가, 심장 수축력 증가, 심근의 전기전도 증가, 자동능 증가, 혈압상승, 전신의 혈관저항 증가 등

154
• 황산아트로핀 : 항콜린제
• 푸로세마이드 : 이뇨제
• 염화칼슘 : 칼슘공급제
• 메틸프레드니솔론 : 부신피질스테로이드제

155
• 디아제팜 : 항경련, 진정제, 항불안제

156
• 옥시토신 : 뇌하수체 후엽호르몬으로 분만후 출혈시 투여한다.

157
• 응급의학에서 diazepam은 원칙적으로 항경련제로 사용된다.

0157

다음과 같은 증상을 보이는 환자에게 투여할 수 있는 독성물질 치료약물로 적절한 것은?

┃보기┃
• 운동성발작을 일으킴
• 골격근이 수축되고 경련을 일으킴
• 동공이 산대되고 극도로 불안해 함

① diazepam   ② epinephrine   ③ cimetidine

④ histamine   ⑤ lorazepam

✛ 문헌 김세은, 응급약리학, 현문사. 1997, p.180

158
• 흡입제 등은 단독으로는 거의 사용되지 않는다.

0158

기관지천식, 마취 등의 치료제로 많이 사용되는 약물의 제형으로 옳은 것은?

① 흡입제   ② 연고제   ③ 외용제

④ 고형제   ⑤ 휘발성 주정제

✛ 문헌 서울대학교 의과대학 약리학 교실, 약리학, 고려의학, 1994, p.329

159
• 히드랄라진(hydralazine)은 고혈압 위기에 혈압을 하강시키기 위한 강력한 혈관 이완제이다.

0159

이완기혈압이 140mmHg 이상인 고혈압 환자에게 투여해야할 약물로 적절한 것은?

① 니트로스 옥사이드(Nitrous oxide)   ② 니페디핀(nifedipine)

③ 히드랄라진(hydralazine)   ④ 칼슘클로라이드(calcium chloride)

⑤ 벤조다이아제핀(benzodiazepine)

✛ 문헌 김세은, 응급약리학, 현문사, 1997, p.180

160
• 디아제팜(diazepam)은 진정제, 항경련제, 수면제 등으로 사용된다.

0160

디아제팜(diazepam)의 약물작용으로 옳은 것은?

① 진정제, 항경련   ② 진통제, 수면제   ③ 과민성쇼크 진정, 이뇨제

④ 혈압강하, 이뇨제   ⑤ 진통제, 항부정맥제

✛ 문헌 김세은 외, 응급약리학, 한미의학, 2003, p.233

0161

약물중독환자에 대해 다음과 같은 적응증을 나타내는 약물로 옳은 것은?

┃ 보기 ┃
- 강력한 부교감신경 차단제
- 기관지 천식
- 무스카린성 수용체에서 아세틸콜린과 상경적으로 길항
- 약제 유발성 방실전도장애에서 방실결절 전도속도의 항진

① serotonin ② Ipratropium ③ epinephrine
④ aminophylline ⑤ atropine

❖ 문헌 박희진 외, EMT 기초의학, 현문사, 2010, p.650

0162

호흡기계 응급치료에 사용되는 약물에서 부교감신경차단제(항콜린제)는?

① 메토프로롤 ② 아트로핀 ③ 에스모롤
④ 아미노필린 ⑤ 프로프라놀롤

❖ 문헌 전국응급구조학과교수협의회, 응급약리학, 한미의학, 2006, p.118

0163

마약중독상태로 의심되는 사람이 혼수상태로 발견되었을 때 사용되는 약물은?

① 디곡신 ② 프로카인아마이드 ③ 날록손
④ 리도카인 ⑤ 에스모롤

❖ 문헌 전국응급구조학과교수협의회, 응급약리학, 한미의학, 2006, p.286

0164

폐부종을 치료하며 혈압을 떨어지게 하는 이뇨제로 옳은 것은?

① 황산모르핀 ② 아스피린 ③ 헤파린
④ 퓨로세마이드 ⑤ 딜티아젬

❖ 문헌 전국응급구조학과교수협의회, 응급약리학, 한미의학, 2006, p.180

0165

고혈압 치료에 사용되는 칼슘 채널 차단제로 옳은 것은?

① 니트로글리세린 분무제 ② 니페디핀 ③ 아산화질소
④ 터부탈린 ⑤ 라세믹 에피네프린

❖ 문헌 전국응급구조학과교수협의회, 응급약리학, 한미의학, 2006, p.187

해설

161
- atropine은 Atropa belladonna 식물로부터 유래된 부교감신경 차단제이다.

162
- 아트로핀은 부교감신경 길항제로서 심박동률을 증가시키기 위해 사용된다.

163
- 날록손은 마취수용체와 길항적으로 작용하여 morphine 중독에 대한 해독제로 쓰인다.

164
- 투여 후 5분이내에 나타난다.

165
- 니페디핀은 말초혈관(주로동맥)을 둘러싼 평활근의 이완을 일으킨다.

166
• 산소는 포도당을 유용에너지로 분해하는 데 필요하다.

167
• 생리식염수(normal saline)는 혈청이나 다른 체액과 거의 동일한 삼투압을 가진다.

168
• 항부정맥제인 Amiodarone은 동성자 동능을 감소시키고, 전도속도를 감소시킨다.

169
• 아질산나트륨은 pasadena의 시안화물 해독제킷의 일부이다. 단독으로는 거의 사용하지않고 치오황산나트륨과 아질산아밀과 함께 사용된다.

약리학

0166

무색, 무미, 무취의 기체로 호흡기를 통해 신체로 들어가서 헤모글로빈에 의해 세포내로 운반되는 원소는?

① 산소　　　② 질소　　　③ 탄소　　　④ 이산화탄소　　　⑤ 수소

✚ 문헌 전국응급구조학과교수협의회, 응급약리학, 한미의학, 2006, p.126

0167

당뇨병 급성 합병증시 투여해야 하는 약물로 옳은 것은?

① 카테콜라민　　　　② 에피네프린　　　　③ 생리식염수
④ 이소프로테레놀　　⑤ 염산도파민

✚ 문헌 (사)한국응급구조학회, 현장응급처치학, 정담미디어, 2010, p.225

0168

재발하는 심실세동과 심실빈맥 시 투여하는 치료제로 옳은 것은?

① 염산도파민　　　　② 아미오다론　　　　③ 리도카인
④ 디곡신　　　　　　⑤ 헤파린

✚ 문헌 전국응급구조학과교수협의회, 응급약리학, 한미의학, 2006, p.149

0169

시안화합물 치료제로 쓰이는 약물로 옳은 것은?

① 치아민　　　　　　② 포도당　　　　　　③ 페니토인
④ 아질산나트륨　　　⑤ 페노바비탈

✚ 문헌 전국응급구조학과교수협의회, 응급약리학, 한미의학, 2006, p.277

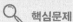

0170

유기인제 중독 시 콜린성 효과를 역전시키는 해독제는?

① 아트로핀   ② 안티피린   ③ 아테노놀

④ 아스피린   ⑤ 아미노필린

✛ 문헌 박희진 외, EMT기초의학, 현문사, 2010, p.650

0171

아미노필린의 작용은?

① 염증완화   ② 중금속 완화   ③ 심수축력증가

④ 기관지 평활근 이완   ⑤ 기관지 수축

✛ 문헌 전국응급구조과교수협의회, 응급약리학, 한미의학, 2006, p.197

참고문헌

간호보건교육연구회(1992), 병리학, 도서출판 보문서원

강기선 외(1996), 인체해부학, 고문사

강병우 외(2000), 공중보건학, 현문사

강영선 외(1979), 세포생물학, 문운당

경북대학교 의과대학 병리학교실(1986), 최신 병리학, 고문사

공응대(1988), 운동생리, 형설출판사

곽성규(1998), 기초병리학, 정문각

구성회 외(1999), 공중보건학, 고문사

권흥식(1992), 인체해부학(I) (II), 수문사

김계엽 외(2000), 공중보건학, 현문사

김광주 외(1998), 응급간호, 현문사

김동석(1995), 공중보건학, 수문사

김본원 외(1998), 알기쉬운 병리학, 현문사

김상호 외(1998), 일반병리학, 고문사

김선경(1994), 최신병리학 개론, 청구문화사

김성중(1998), 중독백과, 군자출판사

김세은(1997), 응급약리학, 현문사

김약수 외(1993), 병리검사매뉴얼, 고문사

김영숙(1994), 기초의학, 고문사

김옥녀(1995), 임상약리학, 수문사

김정진(1991), 생리학, 고문사

김종대 외(1997), 인체생리학, 정문각

김종만(1993), 신경해부생리학, 현문사

남기용 외(1974), 생리학, 서울대학교 출판부

노민희 외(1994), 인체해부학, 고문사

문범수(1992), 최신식품위생학, 수학사

박선섭 외(1997), 약리학, 정문각

박선섭(1992), 임상약리학, 현문사

서광석(1990), 최신 공중보건학, 도서출판 동화기술

서울대학교 약리학 교실(1994), 약리학, 도서출판 고려의학

성호경 외(1991), 생리학, 도서출판 의학문화사

소명숙 외(1996), 생리학, 고문사

신문균(1997), 인체생리학, 현문사

신문균 외(1997), 해부생리학, 현문사

신문균 외(1998), 인체해부학, 현문사

양재모(1992), 공중보건학강의, 수문사

유지수 외(1996), 임상약리학, 현문사

은종영(2000), 최신 약리학, 현문사

의학교육연수원(1992), 응급처치, 서울대학교 출판부

이대일 외(1987), 병리학개론, 신광출판사

이병희(1991), 생리학, 신광출판사

이상복 외(1991), 기본약리학, 수문사

이성호 외(1996), 인체해부학, 현문사

이인모(1994), 인체생리학, 형설출판사

이종삼(1998), 생리학, 대학서림

이중달(1991), 그림으로 설명한 병리학, 고려의학

장남섭 외(1992), 인체생리학, 수문사

전국응급구조과 교수협의회(1998), 전문응급처치학, 대학서림

전국의과대학교수(1999), 생리학, 도서출판 한우리

전용혁(1991), 기초인체해부학, 청구문화사

정영태(1992), 도색 해부학실습, 고문사

정인혁(1992), 사람해부학, 아카데미서적

정해만 외(2000), 해부생리학, 정문각

정희곤(1992), 최신 식품위생학, 광문각

조연경 외(1995), 최신 약리학, 고문사

채홍원(1992), 운동생리학, 형설출판사

최 진(1992), 병리학, 수문사

최 현(1992), 인체해부생리학, 수문사

최명애 외(1994), 간호임상생리학, 대한간호협
회출판부

최명애 외(1994), 생리학, 현문사

최인장(1994), 원색인체해부학, 일중사

홍사석(1993), 이우주의 약리학 강의 제3판,
의학문화사

Bruce A., Dennis Bray, Julian Lewis, Martin
R., Keith

Roberts and James D. W.(1989), Molecular
Biology

of The Cell, 2nd Edi., Garland

Charles C.(1992), The Humanbody, Dorling
kindersley

publishing

David F. M., Stacia B. M., Sharles L. S.(1993),
Human

Physiology, Mosby

Eldon D., Andrew H. G., J. R. Kornelink,
Frederick C.

R. and Rodney J. S.(1988), Concepts in
Biology 5th

Edi. Wm. C. Brown publishers

Eldon J. G. and D. Peter Snustad(1984),
Principles of

Genetics, 7th Edi. John Wiley and Sons, Inc.

Frank H. N.(1987), The CIBA Collection of
medical illustrations, Vol. 1~Vol. 8, CIBA

Gerad J. T., Nicholas P. A.(1990), Principles
of

Anatomy and physiology, Harper and Row

Ivan M. R., Jonathan D., David. K. M.(1985),
Immunology, Gower Medical publishing

John C., Andrew J. M.(1995), Physiology
and Anatomy,

Edward Arnold

John V. Basmajian(1981), Primary Anatomy,
Williams

and wilkins

John W. K.(1983), Biology, 5th Edi.
Addison-Wesley

publishing company

Peter J. L.(1993), Clinical Aspects of
Immunology,

Blackwell scientific publications

Robert M. B., Matthew N. L.(1996), Principles
of

Physiology, Mosby

Sang Kook Lee and Je Geun Chi(1990),
Color Atlas of

Pathology, Korea medical publishing Co.

Soichi Iijima 외 (1985), Atlas of Pathological
Histology, 고문사

Stanley L. R., Ramzi S. C., Vinay K.(1984),
Pathologic

Basis of Disease, W. B. Saunders company

Wilfred M. C., Richard P. B.(1973), Bailey's
textbook

of Histology, 6th Edi., Williams and Wilkins
company

Williams P. L. and R. Warwick(1980), Gray's
Anatomy, W. B. Saunder

약리학 문제집

초판 인쇄 2021년 4월 15일
초판 발행 2021년 4월 20일

펴낸이　진수진
펴낸곳　메디컬스타

주소　　경기도 고양시 일산서구 대산로 53
출판등록 2013년 5월 30일 제2013-000078호
전화　　031-911-3416
팩스　　031-911-3417
전자우편 meko7@paran.com